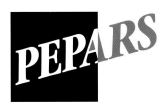

JN115623

【ペパーズ】
編集企画にあたって・

　埋没式重瞼術が美容外科手術で最もニーズの高い手術であることは，疑いの余地はありません．そして，美容外科医療に従事して間もない若手から経験豊富なベテランまで幅広い医師がこの手術を扱います．ただ細いナイロン糸を仮縫いすることで，二重瞼を作成する手技で，簡便なものと思われています．がしかし，経験豊富な10人の美容外科医の埋没式重瞼術を観察すると，実に10通りの手術があることに気がつきます．

　そこで，今回はPEPARS編集部の鈴木由子さんの発案もあり，1冊すべて埋没式重瞼術を取り扱うという企画をしました．まず，8名の先生方からの原稿を拝見して感銘を受けました．様々なこだわりや工夫が詰まっており，なんと奥の深いことか．

　埋没式重瞼術の最大の利点は，腫れが少なくダウンタイムが短いことと外したい時に簡単に外せるシンプルさであり，最大の欠点は，固定力が弱く後戻りが多いことです．しかし，この2つは相反します．つまり，固定力を増すために複雑な方法にすればするほど，シンプルさは失われ，簡単に外せるとは限らなくなります．一方，シンプルな方法は後戻りが多くなり，患者満足度という意味で劣ることになりかねません．

　今回執筆いただいた先生方の原稿を拝見して，シンプルな術式で究極まで道具や手技にこだわって，"腫れさせない・透けさせない"を目指す先生と，多少複雑な術式でも長持ちさせることで"患者満足度を獲得すること"に重点を置く先生と二手に分かれるように思いました．どちらが正しいということではなく，どの先生方も確たるポリシーを持ってこだわりの手術を行っていることがよくわかりました．

　これから埋没式重瞼術の習得を目指す先生も，すでに取り扱っている先生も，様々な術式についてその利点と欠点を理解し，そして正しく患者にインフォームドコンセントをして，最終的には患者の利益となることを願っています．

2022年8月

百澤　明

KEY
WORDS
INDEX

和　文

ー か　行 ー

合併症　72
眼瞼下垂　8
眼瞼挙筋　8
眼瞼手術　20
経結膜埋没法　47
顕微鏡下手術　37
最小限の侵襲　53

ー さ　行 ー

重瞼（手）術
　　　1,8,20,28,37,47,53,63
術前シミュレーション　8,53
上眼瞼　20,47

ー た　行 ー

多結紮法　20
注意事項　72
デザイン　53
電動注射器　37
特殊カラー糸　37

ー は　行 ー

抜糸　72
皮膚挙筋固定法　28

皮膚瞼板固定法　53,63
二重　1,63
二重瞼　8,28

ー ま　行 ー

埋没式重瞼術　20,63
埋没糸連結法　1
埋没法　1,28,37,47,53

欧　文

ー B ー

blepharoptosis　8
buried double eyelid
　blepharoplasty　1,63
buried suture method　47
buried suture procedure　28
buried suture technique
　　　　　　　　20,37,53

ー C・D ー

chaining buried suture method
　　　　　　　　　　　1
complications　72
design　53
double eyelid　1,8,28,63
double eyelid blepharoplasty　63

double eyelid operation　8
double eyelid surgery
　　　　1,20,28,37,47,53

ー E・L ー

electric syringe　37
eyelid surgery　20
levator palpebrae muscle　8

ー M・N ー

microscopic surgery　37
minimum invasive　53
Multiple Knot method　20
notes　72

ー P・S ー

preoperative simulation　8
skin-levator fixation　28
skin-tarsal fixation　53,63
special color suture　37
surgical simulation　53

ー T・U ー

thread removal　72
trans-conjunctival buried suture
　method　47
upper eyelid　20,47

WRITERS FILE

ライターズファイル（五十音順）

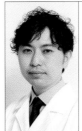

小野健太郎
（おの　けんたろう）

2003年　東京大学教育学部卒業
2007年　群馬大学医学部卒業
　　　　厚木市立病院，研修医
2009年　聖路加国際病院形成外科，後期研修医
2012年　山梨大学医学部附属病院形成外科，医員
2016年　スキンクリニック藤枝，院長

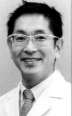

藤本　卓也
（ふじもと　たくや）

1999年　大阪医科大学卒業
　　　　同大学付属病院，研修医
2001年　大阪市立総合医療センター形成外科，研究医
2007年　大阪市立大学附属病院形成外科，研究医
2008年　大阪市立総合医療センター形成外科，医員
2009年　同，医長
2017年　こまちクリニック，院長

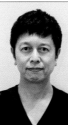

野町　健
（のまち　たける）

1996年　島根大学卒業
　　　　大阪医科大学形成外科入局
1998年　近森病院形成外科
2000年　大阪市立総合医療センター形成外科
2012年　ヴィヴェンシアクリニック開院，院長

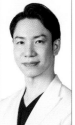

佐藤　大介
（さとう　だいすけ）

2008年　鳥取大学卒業
2008年　亀田総合病院，初期研修医
2010年　杏林大学形成外科入局
2012年　東京西徳洲会病院形成外科
2013年　東京都立大塚病院形成外科
2016年　杏林大学形成外科，助教
2018年　大塚美容形成外科，大宮院院長
2020年　東京中央美容外科，池袋西口院院長・宇都宮院院長
2021年　リッツ美容外科東京院

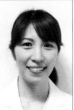

堀部　彰子
（ほりべ　あきこ）

2006年　岐阜大学卒業
2008年　東京大学形成外科入局
2008年　帝京大学病院形成外科，臨床助手
2010年　東名厚木病院形成外科，医員
2011年　関東中央病院形成外科，医員
2012年　東京警察病院形成外科，医員
2015年　クリニカ市ヶ谷勤務

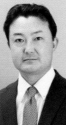

百澤　明
（ももさわ　あきら）

1995年　山梨医科大学医学部卒業
1997年　東京大学形成外科学教室入局
2001年　同，医員
2003年　杏林大学医学部形成外科，助手
2004年　同，講師
2007年　埼玉医科大学総合医療センター形成外科・美容外科，講師
2011年　同，准教授
2012年　山梨大学医学部附属病院形成外科，准教授
　　　　同，教授

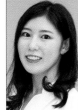

長坂　優香
（ながさか　ゆうか）

2018年　山梨大学卒業
2019年　同大学大学院医工農学総合教育部博士課程医学専攻入学
2020年　同大学医学部附属病院形成外科，医員
2022年　同，医長

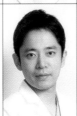

牧野　太郎
（まきの　たろう）

2002年　福岡大学卒業
2002年　福岡大学病院形成外科入局
2002年　福岡大学筑紫病院外科，麻酔科
2003年　札幌手稲渓仁会病院救急部，整形外科
2004年　神奈川県立こども医療センター形成外科
2005年　横浜市立大学病院形成外科勤務
2006年　福岡大学病院形成外科，助教
2010年　リッツ美容外科東京院
2013年　同，副院長
2014年　牧野皮膚科形成外科内科医院
2018年　牧野美容クリニック，院長

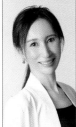

和田　亜美
（わだ　あみ）

2008年　奈良県立医科大学卒業
　　　　大阪船員保険病院，研修医
2010年　同病院消化器外科勤務
2012年　大阪大学第二外科学講座勤務
2013年　済生会富田林病院消化器外科勤務
2015年　湘南美容外科心斎橋院勤務
2016年　湘南美容外科大阪駅前院，院長
2019年　La Clinique OSAKA（旧銀座長瀬クリニック），院長

福澤見菜子
（ふくざわ　みなこ）

2006年　慶應義塾大学卒業
2008年　東京大学形成外科・美容外科入局
2012年　大塚美容外科千葉院，院長
2017年　湘南美容クリニック松戸院，院長
2019年　湘南美容クリニック赤坂見附院，院長
2021年　埼玉医科大学総合医療センター形成外科・美容外科，講師
2022年　スワンクリニック銀座開院

CONTENTS

＜美容外科道場シリーズ＞
埋没式重瞼術
編集／山梨大学特任教授　百澤　明

3 点連結留め法による埋没式重瞼術……………………………………福澤見菜子　**1**

埋没式重瞼術において，長期にわたり患者満足度を得るためにはなるべく消失し
づらい二重を作ることが重要であり，3 本の糸を連結させる瞼板法は有用である
と考える．

中継点を追加した 2 本 3 点留めによる埋没式重瞼術………………………小野健太郎ほか　**8**

可能な限り眼瞼全幅にわたり安定した重瞼線を形成するため，中継点を使用した
埋没式重瞼術を行っている．皮膚・結膜を拾うことなく，眼瞼挙筋と皮下組織を
連結させることが重要であると考えている．

Multiple Knot 法による埋没式重瞼術………………………………………牧野太郎ほか　**20**

埋没式重瞼術の最大の問題点は重瞼線が消失しやすいことであるが，Multiple
Knot 法は重瞼線消失率の低下を主目的に考案した術式で極めて良好な結果を得
られている．

シンプル 3 点留めによる埋没式重瞼術………………………………………堀部彰子ほか　**28**

最もシンプルで，皮膚挙筋固定法で行う埋没術式についての解説を行う．埋没法
の適応患者に行うことが重要で，ダウンタイムが少なく，術直後から違和感も少
ない．

こだわりのあるシンプルな埋没式重瞼術……………………………………藤本卓也ほか　**37**

当院で行っているシンプルな埋没重瞼術の手技の詳細について，詳説する．

◆編集顧問／栗原邦弘　百束比古　光嶋　勲
◆編集主幹／上田晃一　大慈弥裕之　小川　令

【ぺパーズ】
PEPARS No.189/2022.9◆目次

経結膜法による埋没式重瞼術 ……………………………………………… 佐藤大介　**47**

　　　本法は皮膚に傷を作らないことで当日よりメイクでカモフラージュすることが
　　　できる．デマール鈎を使うことで手技が安定する．

点状 4 点留めによる埋没式重瞼術 ……………………………………… 野町　健　**53**

　　　本法の長所は，シミュレーションをした輪郭を正確に再現できることと考えてい
　　　る．精密にデザインし，精緻な手技を積み重ねることが重要である．

1 本 2 点留めによるシンプル埋没式重瞼術 …………………………… 長坂優香ほか　**63**

　　　美容外科における埋没式重瞼術は様々な手法が報告されているが，非吸収糸を用
　　　いるので縫合糸のトラブルはゼロではなく，外したい時に外すことができるのも
　　　大事なポイントと考える．

埋没式重瞼術の合併症と抜糸について ……………………………………… 和田亜美　**72**

　　　埋没式重瞼術の合併症と抜糸について述べる．難しい手技ではないが，事前にあ
　　　る程度結紮点の目星をつけておくことでよりスムースに行うことができる．

ライターズファイル……………………………前付 3
Key words index ……………………………前付 2
PEPARS　バックナンバー一覧……………80～81
PEPARS　次号予告……………………………82

「PEPARS®」とは Perspective Essential Plastic
Aesthetic Reconstructive Surgery の頭文字よ
り構成される造語．

形成外科領域雑誌ペパーズ

PEPARS
2021年のペパーズ増大号！

眼瞼の手術アトラス
―手術の流れが見える―

No.**171**
2021年3月増大号
オールカラー216頁
定価　5,720円
（本体　5,200円＋税）

編集／帝京大学形成外科教授　**小室裕造**

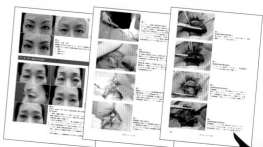

コマ送り写真と文章で手術の流れをわかり
やすく解説！
エキスパートが "ここ！" という手術のコツを
抽出して写真を提示しているので、
わかりやすい！
22人の豪華執筆陣による贅沢な特集号です！

**コマ送り写真で
手術の流れが見える！**

■目　次■

埋没式重瞼術:
　埋没式重瞼術基本法 / 百澤 明
　埋没糸連結法 / 石井秀典

切開式重瞼術:
　翻転眼窩隔膜を固定源に用いた全切開法による重瞼術 / 中北信昭
　挙筋腱膜弁の「あそび」としての効果に着眼した切開式重瞼術 / 原岡剛一ほか

眼瞼下垂:
　成人の眼瞼下垂症手術―部分切開法眼瞼挙筋腱膜前転術― / 一瀬晃洋
　私の行っている挙筋腱膜前転術 / 菅 浩隆
　埋没式眼瞼下垂手術 / 真崎信行ほか

先天性眼瞼下垂:
　筋膜移植術(腱膜性筋膜移植術) / 野口昌彦
上眼瞼皮膚弛緩 / 落合博子ほか
眉毛下皮膚切除術 / 林 寛子
眼瞼痙攣に対する上眼瞼ADM手術 / 野平久仁彦ほか

内眼角形成(目頭切開):
　Z形成術 / 土井秀明ほか
　Skin redraping法 / 出口正巳
外眼角形成(目尻切開) / 牧野太郎
瞼裂高増大術―眼瞼下垂手術・下眼瞼下制術― / 永井宏治ほか
下眼瞼経結膜脱脂 / 酒井直彦ほか
眼窩隔膜を有効に利用する下眼瞼形成術 / 田牧聡志ほか
経結膜脱脂と脂肪注入の組み合わせによる目の下のクマ治療 / 水谷和則
下眼瞼のクマ治療に対する
　　経結膜下眼瞼脱脂術とヒアルロン酸注入による複合治療 / 青井則之
睫毛内反(若年者) / 升岡 健ほか
退行性下眼瞼内反症の手術戦略 / 村上正洋
退行性下眼瞼外反 / 小久保健一

←弊社HPで各論文のキーポイントをcheck!

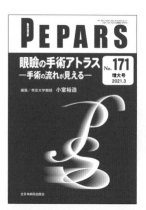

PEPARS
眼瞼の手術アトラス
―手術の流れが見える―
No.171
増大号
2021.3
編集／帝京大学教授　小室裕造
P

全日本病院出版会　〒113-0033 東京都文京区本郷 3-16-4　Tel：03-5689-5989
www.zenniti.com　　　　　　　　　　　　　　　　　　 Fax：03-5689-8030

PEPARS No.189 : 1-6, 2022

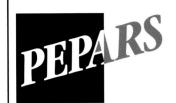

◆特集／＜美容外科道場シリーズ＞埋没式重瞼術

3点連結留め法による埋没式重瞼術

福澤 見菜子*

Key Words：二重(double eyelid), 重瞼術(double eyelid surgery), 埋没法(buried double eyelid blepharoplasty), 埋没糸連結法(chaining buried suture method)

Abstract 埋没式重瞼術は，患者にとっては切らずに二重になることができ，術者にとっては修正や合併症の対応がしやすく，美容外科医が最初に習得すべき手術である．とはいえ，糸のかけ方や本数による手技の違いを駆使し各患者にとって最善の結果をもたらすことを追究すると，奥が深い．埋没式重瞼術においては"なるべく消失しづらい二重を作る"というのが重要であるが，この点において3点連結留め法による埋没式重瞼術は，瞼板法のため挙筋法よりも固定する組織が強く，糸同士を連結させて局所への力学的負荷を分散させることで点留めよりも二重が維持されやすいと考える．また，糸の結び目の透見を防いで患者満足度を上げ，糸の露出や感染などの合併症を回避するためには結び目を確実に眼輪筋内に埋入させることが大切である．

はじめに

埋没式重瞼術(以下，埋没法)は日本で最も多く行われる美容外科手術であり，その術式は多岐にわたる．ひとえに埋没法と言っても，ほとんどの美容外科では数種類の術式が用意されており，実際には医師側の適応判断と患者の希望とが合致する術式を採用することになる．優れた埋没法とは，① 重瞼線が消失しづらい，② ダウンタイムが短い(期間および腫れの程度)，③ 重瞼線の微調整がしやすい，④ 完成時に周囲からばれづらい(閉瞼時に埋没糸の結び目の膨らみや瘢痕が目立ちづ

らい)の4項目全てを満たすものであろうが，実際にはこれらの要素全てが優れている術式は存在せず，患者が何を重要視するかが術式選択の決め手となる．

術後の経過で重瞼線が消失した際には，多くの患者は埋没法による再手術を希望する．実際，再手術が行われることが多いが，侵襲の少ない手術とはいえ，手術回数は少ないに越したことはないので，筆者は重瞼線の消失のしづらさは特に重要だと考えている．今回は，筆者の経験上，最も取れづらいと感じている3点連結留め法による埋没式重瞼術について説明する．

本法は，いわゆるシンプルな3点留めを基本に，その3本の糸同士を絡めて連結させることにより固定力を高めた術式[1)2)]であるが，石井ら[3)]は，5年間の重瞼線の消失率は，シンプル2点留めの15.2%に対し，本法では7.7%であったと報告した．

＊ Minako FUKUZAWA, 〒104-0061 東京都中央区銀座 6-9-8 銀座 UK ビル 4F スワンクリニック銀座, 院長/埼玉医科大学総合医療センター形成外科・美容外科, 非常勤講師

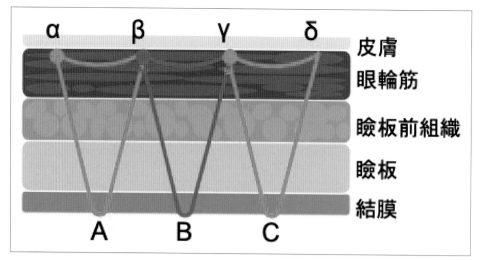

図 1. 3点連結留め法の断面図

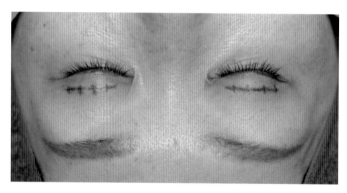

図 2.
術前デザイン

手術の実際

1．術前デザイン

一般的な埋没法同様，涙小管ブジーを用い，患者の希望に沿って重瞼線をデザインする．針穴は4点，均等にマーキングする．

2．点眼麻酔

オキシブプロカイン塩酸塩点眼液(ベノキシール®点眼液0.4%；参天製薬，日本)を片眼1〜2滴点眼する．

3．局所麻酔

1%エピネフリン含有塩酸リドカイン(1%キシロカイン®E：アストラゼネカ，英国)を2.5 ccシリンジに34 G針をつけ，皮膚側にマークした針穴4か所に片眼約0.05 ml皮下注射する．この麻酔の量で術直後の腫れ具合が変わるので，必要最小量を的確に注射するようにしている．次に上眼瞼

を指で翻転し，結膜下に片目約0.05 ml注入する．

4．糸の結び目を埋没させる針穴の作成

18 Gで約1 mmの針穴をあける．その際に針先が真皮を貫き，確実に眼輪筋まで到達させることが，後に糸の結び目を確実に埋没させ，糸の結び目の膨らみを予防するために重要である．この操作が最も内出血を生じやすく，血管損傷があった場合には即座に指による圧迫止血を行う．

5．糸をかける手順

糸は7-0黒ナイロンの埋没重瞼用両端針を用いる．

① 第1糸

まず眼瞼を翻転し，結膜側A点から刺入した糸を皮膚側α点から出す．次に，再度眼瞼を翻転し，両端針のもう一方の針を結膜側A点から刺入し，皮膚側β点から出す(図1，3)．皮膚側β点より針を刺入し，皮下(眼輪筋層)を通しα点より針を刺

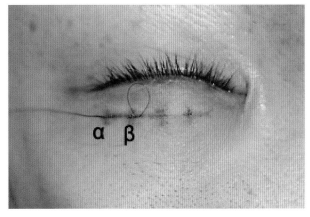

図 3.
第1糸を通したところ

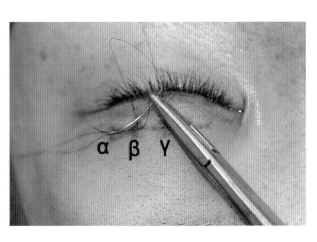

図 4.
第2糸を第1糸のループに絡める

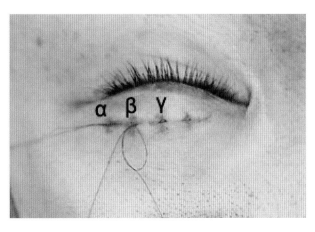

図 5.
第2糸を絡めたところ

出する．この際に，β点にループを残しておく（図3）．

②第2糸

眼瞼を翻転し，結膜側 B 点から刺入した糸を皮膚側β点から出す．再度眼瞼を翻転し，両端針のもう一方の針を結膜側 B 点から刺入し，皮膚側γ点から出す．この際も①同様，γ点においてルー

プを残しておくようにする（図1,4）．①で作成したループに針を通し，第1糸と第2糸を絡める（図4，5）．

③第3糸

②と同様に行う．重瞼幅のチェックまでループは残したままにする．

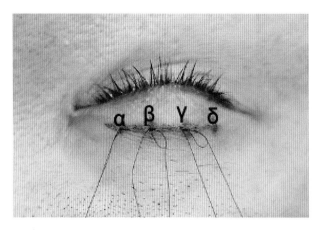

図 6.
3本の糸を挿入したところ

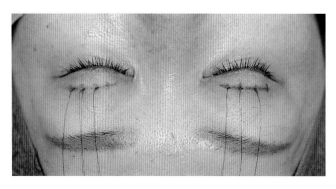

図 7.
重瞼線に左右差がないことを確認し，
糸を引っぱりループを引き込む.

④
　対側の目も同様に手術を進め，両側3本ずつ糸を挿入し終わったら，患者に開瞼させ，重瞼幅の左右差がないかチェックする．修正が必要な場合は，該当する糸を抜糸し，再度挿入し直す．すでに多少腫れている状態ではあるが，経験的にこの時点での左右差を放置すると，結局術後も左右差が残って再手術となることが多いので，なるべく揃えるようにする.

⑤
　糸を引っぱって残しておいたループを引き込む（図7）.

⑥
　糸を結紮し，結び目直上で糸を切り，眼輪筋内にまで深く埋没させる.

　皮下の眼輪筋内に確実に結び目を埋没させれば，閉眼時でも結び目の透見が防げる.

症　例

　症　例：49歳，女性．重瞼希望（図8～10）
　2年6か月前に他院でシンプル3点留めによる埋没法を受けたが，徐々に重瞼線が消失し，もとの奥二重に戻ったため，重瞼幅拡大目的で来院した．前回手術の際の糸は完全に埋没しており，違和感もないため，この糸は留置したまま抜糸せず，新たに手術を行う方針とした.

本法の合併症と対処法

1．糸の露出

　シンプル（糸同士を連結させない）な埋没法と比較すると，結び目を埋没させづらいことがあり，結び目を確実に埋没させないと露出や感染につながる．予防策としては，針穴作成時に確実に眼輪筋の深さまで穴を開けることと，少しでも結び目の埋没が悪ければ，躊躇せずに糸をかけ直すことである．もし，感染を生じた場合には，感染部位にあたる糸1本だけを抜糸すれば軽快することが

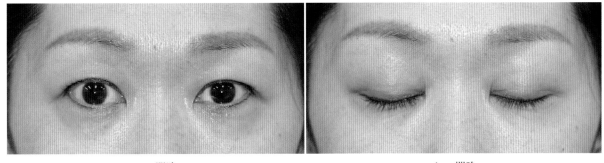

a．開瞼　　　　　　　　　　　　b．閉瞼

図 8. 症例：術前

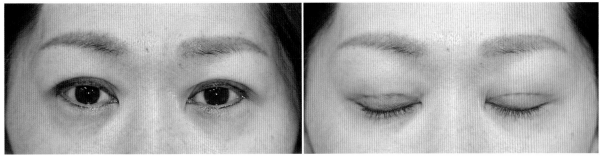

a．開瞼　　　　　　　　　　　　b．閉瞼

図 9. 症例：手術終了時

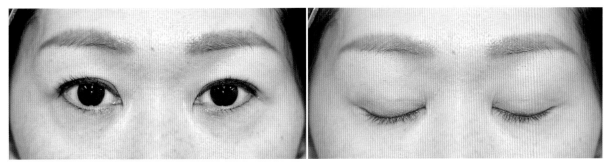

a．開瞼　　　　　　　　　　　　b．閉瞼

図 10. 症例：術後 1 か月

多いので，ただちに感染部位の埋没糸を抜糸する．糸のかけ直しは 2 週間以上経過後に行う．

2．重瞼線の消失

瞼が非常に厚い症例（術前シミュレーションで二重を作り，ゆっくりとブジーを離すと即座に二重が消失するような症例）は，やはり重瞼線が消失しやすい．本法はいろいろなクリニックで"フォーエバー"などのあたかも一生持続する埋没法を連想させるような言葉を用いたネーミングが

されているケースが多い．しかし，他の埋没法と比較すれば取れづらい方法とはいえ，決して取れない埋没法ではないということをインフォームドコンセントしておく必要がある．

本法の利点と欠点

本法の利点としては，重瞼線の消失率が低いこと[3]，3 点を連結させることにより，2 点よりは特に目頭側の重瞼幅の調整など細かな要望に対応し

やすく 4 点よりは腫れが少ないこと，結び目が皮膚側にあるため，抜糸を希望された際にも比較的容易に抜糸可能であることが挙げられる.

欠点としては，シンプルな埋没法と比較すると，習熟するまでは結び目を埋没させるのがやや難しいことである. また，近年大手美容クリニックを中心に流行している経結膜側埋没法と比較すると，術後の腫れが目立ちダウンタイムも長いことである. 特に最近は患者がSNSで症例写真を比較検討してクリニック，術式そして執刀医を選ぶことが多く，本法を含めた皮膚側に針穴のあく瞼板法は直後の腫れがあり，メイクも数日間できないという点で集客力が劣っていると言わざるを得ない. 美容医療の特性上，いかに優れた方法でも結局は患者から選ばれないと意味がないので，執刀医には，皮膚側の麻酔量の調整や，なるべく侵襲が少なく，迅速な手技を行うことで腫れさせない手術にするための技術向上が求められている.

参考文献

1) 石井秀典，阪田和明：埋没重瞼術. 形成外科. **57**：951-958, 2014.
2) 杉本　庸ほか：あたらしい埋没法：簡便且つ緩みにくい方法を求めて. 日美外報. **30**：198-203, 2008.
3) 石井秀典：【眼瞼の手術アトラス―手術の流れが見える―】埋没糸連結法. PEPARS. **171**：8-18, 2021.

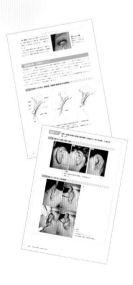
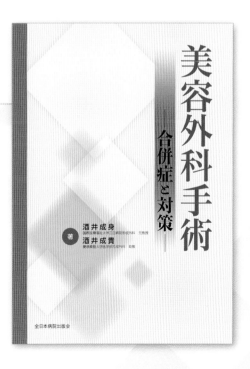

PEPARS No.189：8-18, 2022

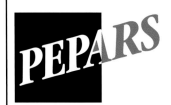

◆特集／＜美容外科道場シリーズ＞埋没式重瞼術

中継点を追加した 2本3点留めによる埋没式重瞼術

小野健太郎[*1]　　筒井康文[*2]

Key Words：重瞼術（double eyelid operation），二重瞼（double eyelid），眼瞼挙筋（levator palpebrae muscle），術前シミュレーション（preoperative simulation），眼瞼下垂（blepharoptosis）

Abstract　　患者の希望に沿った重瞼線を形成するためには可能な限り正確なデザインを行うことと，デザインに沿ってラインを作成するための手技が重要となる．

侵襲が少なく手技がシンプルであることは埋没法の利点であるが，切開法に比べて手技上の制約が多いことは否めない．埋没法それ自体が持つ限界の中で現実的なゴール設定をするためのシミュレーションと注意点，また眼瞼全幅にわたり安定した重瞼線を作るための手技の工夫など，25年間にわたりツツイ美容外科で行われてきた本法のポイントを解説する．

はじめに

埋没法は国内の美容外科手術の中で最も行われる頻度の多い術式である．

これは「ダウンタイムの少ない重瞼形成手術」をそれだけ多くの患者が希望している証左であり，また今後もその傾向は変わらないと思われる．

ツツイ美容外科では開院当初の5年間，2本4点留めによる挙筋法をベースに試行錯誤しながら術式の変更を繰り返し，本法を確立した．以来25年間，現在にいたるまで10,000例を超える埋没法のほぼ全てを本法で行っている．

理想的な埋没法の条件は術後の腫れが少なく，重瞼線が長く維持されることであるが，長持ちさせようと強く締めれば腫れやすくなり，腫れを減らそうとして緩すぎると長持ちしなくなる．

本法ではこの二律背反の解決法として，「皮膚側では中継点を用いて長い距離を正確な深さで通糸する」，「結膜側では通糸を同一の穴から行う」ことにより，作成した糸のループが最小限のテンションでも眼瞼挙筋と皮下組織をしっかりと連結するように工夫している．

また，可能な限り患者の希望に沿った重瞼線を作成するため，カウンセリングと術前シミュレーション，デザインは時間をかけて丁寧に行っている．

特にカウンセリングにおいては，切開法では皮膚切除，脂肪摘出，睫毛の向き（眼瞼外反具合）の調整などを行うことが可能であるが，埋没法ではこれらは不可能であるので，このような埋没法の限界について患者に十分に理解してもらい，その制約の中で理想のラインを見つけてもらうことを重視している．

*1 Kentaro ONO，〒426-0067　藤枝市前島1-3-1　スキンクリニックホテルオーレ3C　スキンクリニック藤枝，院長
*2 Yasufumi TSUTSUI，〒542-0085　大阪市中央区心斎橋1-4-29　フェリチタ心斎橋502　ツツイ美容外科，院長

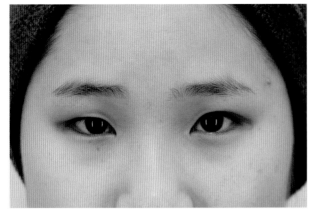

図 1.
術前の状態
現在より広く，自然な重瞼線を望している.

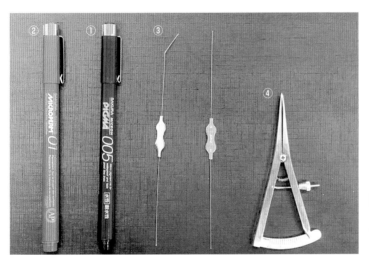

図 2.
シミュレーション・デザインに使用
するもの

術式の実際

1．術前の状態（図1）

症例：21歳，女性

アイプチ歴6年．もともと典型的な一重瞼であるが，目細工によって癖がつき，左目が奥二重の状態になっている．埋没法により，現在の左目の幅より広めで，自然な重瞼を希望している．

2．シミュレーション・デザインの実際

起座位にて涙管ブジー2本を用いて希望の重瞼線が形成されるラインを決定する．

＜使用するもの＞（図2）

我々は以下を使用してシミュレーションとデザインを行っている．

① 黒色ペン（水性・耐水性）「Sakura Micron Pigma 005 黒色」
② 赤色ペン（油性）「Sakura Microperm 01 赤色」
③ 涙管ブジー（太さ0/01）
④ キャリパー

術者によって好みもあると思われるが，重瞼線となるラインをできるだけ正確にデザインするため，使用するペンも可能な限り細いものを使用している．①の黒色のペンはラインをより明視化する目的で，②の赤色のペンは色素が万が一皮内に入り込んで刺青になってしまっても目立たないように赤色のペンを切開位置のマーキングに用いている．ともに耐水性であり，消毒や出血でも消えにくい．

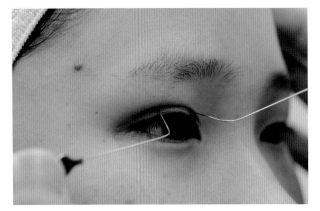

図 3. 涙管ブジーを使用した重瞼線のシミュレーション

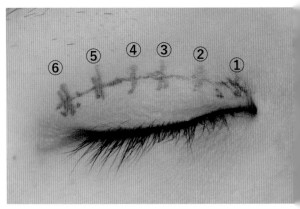

図 4. 皮膚切開を行う 6 点を ①〜⑥ で示す.

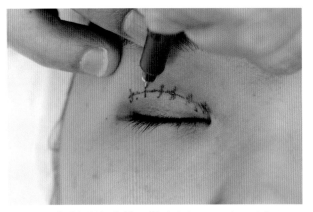

図 5. 皮膚切開部分(②, ⑤)をさらにマーキングする.

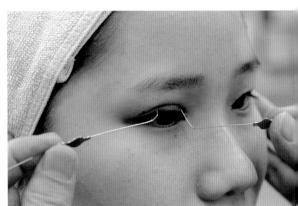

図 6. 起座位で再度デザインを確認する.

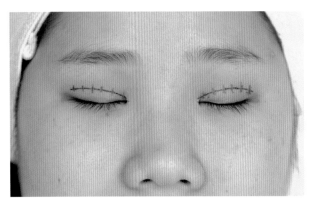

図 7. 左右のデザインが終了したところ

手順 1

目頭側と目尻側の 2 点をブジー先端で押さえ,位置を調整しながら希望のラインを決定する(図3). 決定したらラインに沿って赤色ペンでマーキングする.

手順 2

このライン上に,切開予定の 6 点を縦線でマーキングする. この 6 点を目頭側から順に ①〜⑥ と呼称する(図4).

まず,できるだけ眼瞼全幅をカバーするように, ①→⑥→③→④ の順番でマーキングする. 内側では重瞼線のカーブが急峻になるため ①-③ の間隔は狭めに, カーブが直線的になる外側では ④-⑥ の間隔はやや長めに設定する. ② と ⑤ は,それぞれ ① と ③ の中間, ④ と ⑥ の中間にマーキングする(図5). 切開部を除くラインを黒色のペンでマーキングし,デザインを明視化する.

手順 3

マーキングが完了したら,各点の目頭からの距離と,睫毛縁までの最短距離をキャリパーで測定しながら対側に同様に 6 点をトレースしていく.

このように, 本法では基本的に左右のデザインは同じにしている.

手順 4

左右のデザインが決まったら起座位で確認を行う(図6).

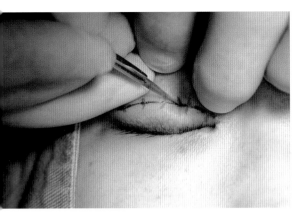

図 8. 11 番メスで皮膚切開を行う.

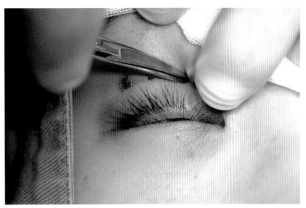

図 9. 糸の結び目が埋まるように皮下を剝離する.

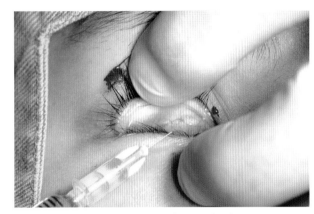

図 10. 局所麻酔(結膜側内側)

再度ブジーの先端を当てて,左右が対称か,イメージ通りかを確認し,左右差や希望がある場合はこれに合わせて微調整を行い,デザインを終了する(図7).コンタクトレンズを装用している場合はこのタイミングで外してもらう.

3.皮膚側の麻酔
手順1
最初に,キシロカイン点眼液4%で角膜の表面麻酔を行う.コンタクトレンズなどで角膜に傷があるとややしみる印象があるが,すぐに麻酔される.
手順2
その後,切開予定部位6か所に0.5%エピネフリン添加キシロカイン液を1か所あたり0.1 ccずつ注入する.34 G針を使用し,右目→左目の順に行うが,まずは内側と外側のエリアの中央2点:②,⑤に麻酔をする.
手順3
十分に局所麻酔が浸潤したのを見計らって,続いて⑥→④→③→①の順番で麻酔を追加する.
内出血を生じた場合はすぐに圧迫止血し,内出血が最小限になるように注意する.

4.皮膚切開
手順1
右眼瞼から,11 番メスを用いて目尻側から目頭側に向けて,マーキング部位の皮膚切開を行う(図8).皮膚切開は通糸に必要な最小限の長さになるようにしているが,真皮までしっかり切開することで針先が皮膚を拾わないように注意する.

手順2
糸の結紮を行う2か所となる③と⑥の2点のみ,剪刀の先で剝離するようにしてスペースを作る(図9).結紮の際に十分に糸のテンションがあれば結び目は埋没されるため,眼輪筋の切除はしていない.
手順3
上記の手順を左眼瞼でも行う.
皮膚切開が終了したこの時点で,Tattooにならないようにマーキングは完全に拭き取る.

5.結膜側の麻酔
結膜側の麻酔をしている間にマーキングが消えたり滲んでしまうことを避けるために,通糸予定位置の皮膚切開が完了してから,結膜側の局所麻酔を行っている.眼瞼を翻転させて内側→外側の順に,結膜下に0.5%エピネフリン添加キシロカイン液を片側0.4 cc注入する(図10).

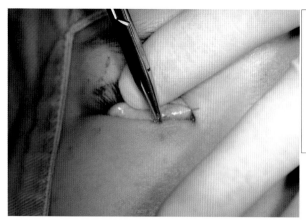

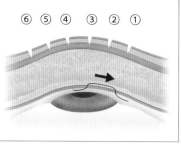

図 11.
粘膜側で ③ から ① に通糸する.

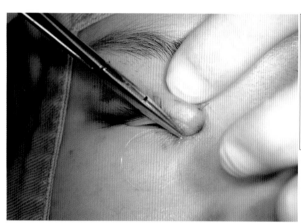

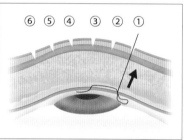

図 12.
① の粘膜側から皮膚側へ通糸する.

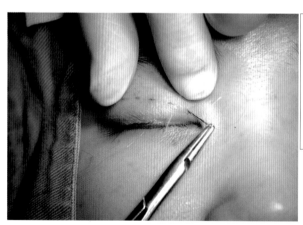

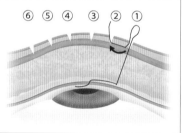

図 13.
① から ② へ皮下を通糸している.

6. 通 糸

　麻酔終了後, 7-0 青ナイロン糸を眼科丸針 2 号につけて通糸を開始する.

　この通糸は ①〜③ の内側パート, ④〜⑥ の外側パートの順に行う.

＜内側パート＞

手順 1

　まず瞼板内側縁から 3 mm ほど目頭側の位置である ① に向けて ③ の粘膜側から針を刺入し, 粘膜下を通すようにして ① の粘膜側から刺出する（図 11）.

手順 2

　続いて ① の粘膜側の同じ針穴から刺入し, ①

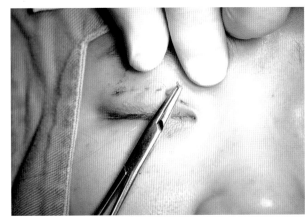

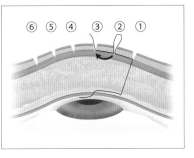

図 14.
② から ③ へ皮下を通糸する.

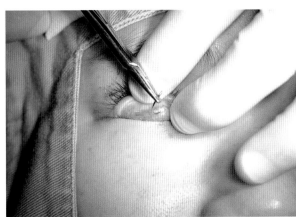

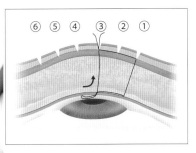

図 15.
③ の粘膜側から皮膚側へ通糸する.

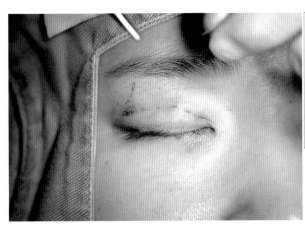

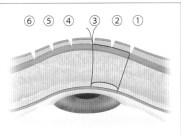

図 16.
1 本の糸の両端が ③ から出た状態

の皮膚側の皮膚切開部に刺出させる(図 12).

手順 3

刺出させた針糸をそのまま同じ ① の皮膚切開部から刺入し,皮下を通して中継点である ② の皮膚切開部から刺出させる(図 13).

手順 4

再び針糸を ② の皮膚切開部から刺入し,皮下を通して ③ の皮膚切開部から刺出させる(図 14).

手順 5

ここで ③ の粘膜側から出ている糸に針を付け替え,同じ針穴から刺入して ③ の皮膚切開部に刺出させる(図 15).

この時点で,③ から糸の両端が出ている状態になる(図 16).

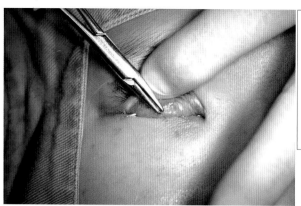
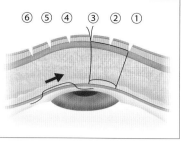

図 17.
粘膜側で⑥から④に通糸している.

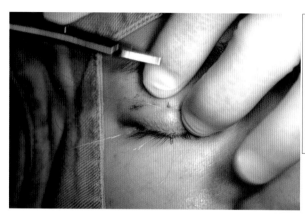
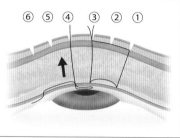

図 18.
④の粘膜側から皮膚側への通糸の様子

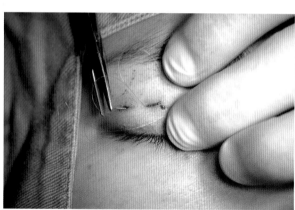
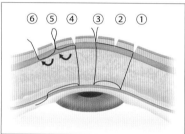

図 19.
⑤を中継して④から⑥へ通糸していく

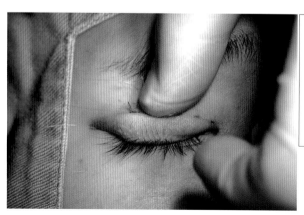
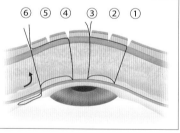

図 20.
2本目の糸の両端が⑥から出た状態になる.

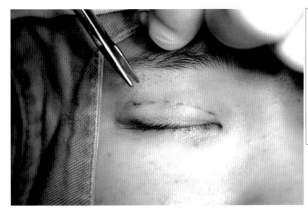

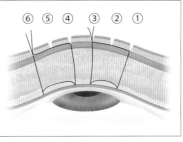

図 21.
③と⑥から2本の糸の両端が出た状態

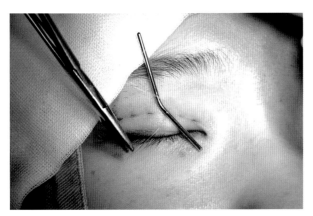

図 22.
ブジーの太さにより結紮に余裕をもたせている.

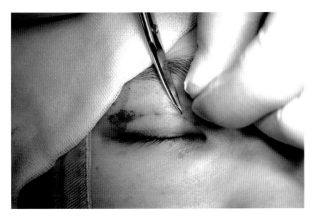

図 23.
剪刀の先でテンションを調節するところ

＜外側パート＞

　内側パートと同様の手順を④～⑥で繰り返す（図17～20）．これにより，③と⑥の皮膚切開部から糸が出た状態になる（図21）.

　通糸の際の注意点としては，運針は点と点を繋ぐ最短距離を進むように行うことと，皮膚切開部から針を刺出させる際に真皮を拾わないようにすることである.

　また，粘膜面でも可能な限り同じ針穴から刺出・刺入して,粘膜を拾わないように注意している.

7. 結　紮
手順1

　③と⑥の2か所で太さ5/6のブジーを2本の糸の間に縦方向に置き，その上から単純結紮を5回行う（図22）.

手順2

　ブジーを抜いてから結節の下（ループの内側）に剪刀の先端を入れて軽く押し開き，結紮を逆側から引き締めるとともに，ループに少し余裕を持たせるようにする（図23）.

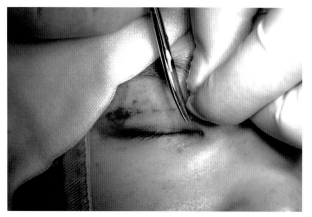

図 24. 長い方の糸を切断する.

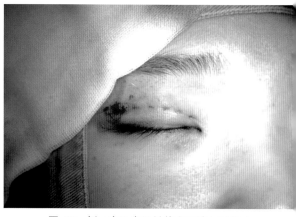

図 25. 短い方の糸は最後まで残しておく.

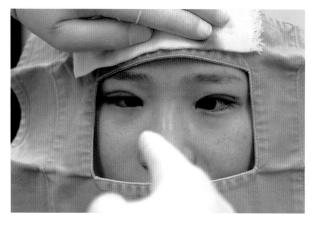

図 26.
起座位での最終確認の様子

手順 3

テンションを確認したら，糸の余りの長い方を切断する(図 24，25)．

結紮における注意点としては，テンションの掛け方にある．1 回目はブジーが自然に皮膚に触れるくらいの優しさで結紮し，2 回目はやや強めに結紮する．ここでテンションを調節する．

5 回の結紮は多く思われるが，それでも糸が細いため結節は小さく，問題にならない．

小さすぎても抜糸を行う際に見つけることが困難になるため，このようにしている．

8．起座位での確認

起座位になってもらい，最終の確認を行う(図 26)．

チェックするポイントとしては麻酔と腫れの影響があることは考慮したうえで，十分に開瞼できているか，結紮によって挙筋機能が障害されてい

ないか，修正を要するような左右差がないかどうかである．修正が必要な場合はデザインを追加し，糸を掛け直すことになる．例として，眼瞼下垂の傾向がある場合は結紮のテンションを少し緩くする．

軽微な左右差があり片側だけを広くする場合は，頭側の眼輪筋と皮下組織を拾うようにして掛け直すことで，切開位置を変えることなく幅を広げることができる．1 mm 以上広げようとする場合は，切開位置を変えて掛け直す必要がある．

9．糸の切断

起座位での確認で問題がなければ，左右の ③と ⑥ に残していた糸を結節から 2 mm 弱離して切断する(図 27，28)．

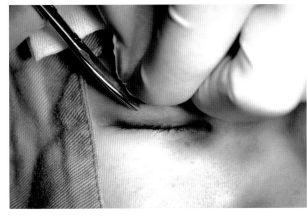

図 27.
結節から 2 mm 離して糸を切断する.

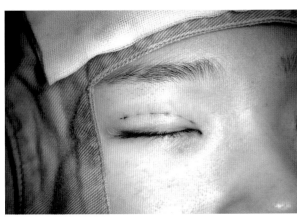

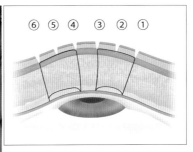

図 28.
テンションにより,結節は自然に皮下に埋没される.

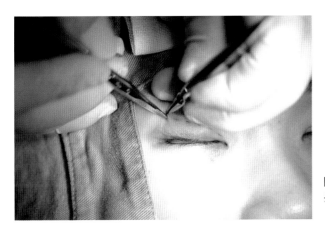

図 29.
糸が皮膚組織にかかっていないことを確認する.

10. 結節の埋没

　血液を拭き取り,術野をクリアにする.

　鑷子と先を閉じた剪刀の先端を用いて,真皮に糸がかかっていないかを確認し,引っ掛かりがあればこれを鋭的・鈍的に外す(図 29).結節部がしっかりと皮下に埋没されたことを確認後,ステロイド含有軟膏を塗布して手術を終了する.術後は止血のため 10 分ほど創部全体を冷却してから帰宅としている.

本法を選択する理由

　共著者(筒井康文)は開院当初はいわゆる 2 本 4 点留めの挙筋法を行っていたが,ラインが消失する例がしばしば見られた.そこで,術後の腫れを軽減し,ラインが長く維持されるように試行錯誤した結果,本法を考案するに至った.

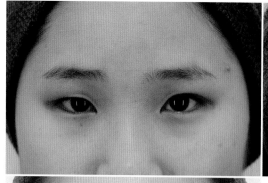
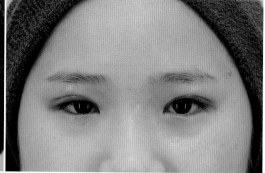
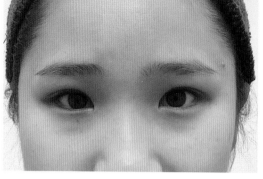

図 30.
症例
　a：術前の状態
　b：術直後の状態．右の方が腫れが強い．
　c：術後 1 か月．自然で左右対称な重瞼線が
　　形成されている．

本法の利点と欠点

　この方法の利点は腫れが少なく，重瞼線が消失
しにくいことに加え，10 mm 以上の広い重瞼幅，
平行型の重瞼線をも形成できること，抜糸がしや
すいことである．

　対して欠点としては，デザインに 15 分，手術に
30 分ほどと手術時間が長くなること，最大のポイ
ントである結紮のテンションの強さについては経
験と勘による部分が大きく，言語化しにくい点が
挙げられる．

　また，時間の経過で視認できなくはなるが，片
目につき 6 か所の傷ができることも一時的な欠点
と言えるだろう．

合併症

　これまで経験した合併症としてはマーキングの
色素が医原性の刺青となったため Q スイッチ
レーザーで除去した例，感染を起こして抜去し，
1 か月あけてから再手術をした例などがある．ま
た，10 mm を超えるデザインで行った例では稀に
眼瞼下垂症状を呈することがあるが，ほとんどは
経過観察で消失する一過性のものであり，遷延す
る場合は抜去して再手術を行っている．

抜糸について

　抜糸に際しては皮膚を伸展することで結節の位
置を透見し，その直上に小切開を置いて細部鑷子
で組織を剝離することで抜糸が可能である．術後
数年を経ていると結節が線維性組織に覆われてい
たり，糸の色素が脱色しているため同定が難しい
場合があり，切開法に準じるくらいの皮膚切開を
置いて抜糸した例もあった．

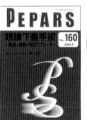

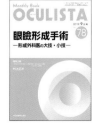

PEPARS No.189：20-27, 2022

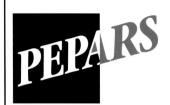

◆特集／＜美容外科道場シリーズ＞埋没式重瞼術

Multiple Knot 法による
埋没式重瞼術

牧野太郎[*1]　広比利次[*2]

Key Words：重瞼術（double eyelid surgery），埋没式重瞼術（buried suture technique），眼瞼手術（eyelid surgery），上眼瞼（upper eyelid），多結紮法（Multiple Knot method）

Abstract 埋没糸の結紮部（結び目）には周囲組織との強固な癒着が生じる．Multiple Knot法の最大の特徴は，重瞼線に沿って幅約 20 mm に及ぶライン付けの際に 2 本の糸を用いて 4 か所で 6 個の皮下結節点を作ることにより皮下組織と強力な固定が得られることである．皮下での結び目の透見，露出を防ぐために確実に皮下眼輪筋層に結び目を埋入させる必要がある．結び目に癒着が生じているため，抜糸する際は各結び目を同定して摘出する．

はじめに

現在，本邦で行われている重瞼術は主に埋没式重瞼術（以下，埋没法）である．埋没法は，① 腫れが少ない，② 目立つ瘢痕を残さない，③ 元に戻すことが可能，など数多くの利点を有する一方で，重瞼線が消失しやすいことが最大の弱点である．埋没糸が切れる，あるいは瞼板側の固定が緩むことが原因で二重が消失するのは稀で，その多くは皮膚側の固定が緩むことであると言われている[1][2]．

本術式（Multiple Knot（以下，MK）法）は結節部（結び目）で埋没糸と皮下周囲組織との癒着が強く生じることに注目し，結び目を皮下に多数作ることにより，固定がより一層強固になると考え，共同執筆者の広比が考案した方法である[1][2]．把握し得る範囲では最長 10 年間（1,081 例）の経過観察において，ライン消失例は 2 例（重瞼線消失率は0.2％以下）であり，本法は現在における最も強力な埋没法と考える[2]．本術式の手技の詳細については本誌別巻で手術手技アトラスとして報告しているので参照されたい[3]．本稿では手術手技の要点および合併症とその対策について述べる．

[*1] Taro MAKINO，〒812-0039 福岡市博多区冷泉町 2-12 ノアーズアーク博多祇園 3F　牧野美容クリニック，院長／〒870-0161　大分市明野東 2-32-27　牧野皮膚科形成外科内科医院

[*2] Toshitsugu HIROHI，〒150-0022　東京都渋谷区恵比寿南 1-7-8 恵比寿サウスワン 2 階　リッツ美容外科東京院，院長

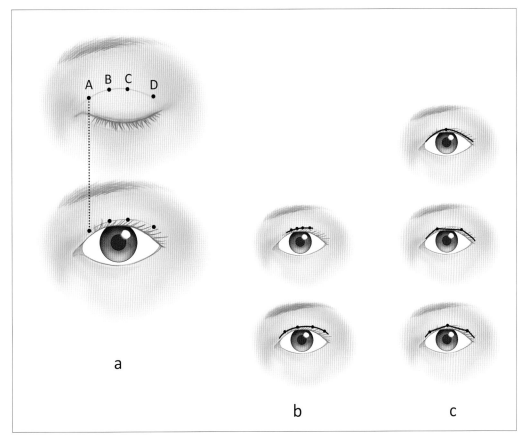

図 1. 術前デザイン

a：ブジーにより希望の重瞼線をマーキングする．重瞼線上の虹彩の内側，外側に相当する点を B, C とする．内眼角と B との中間点を A, 外眼角と C の中間点を D とする．

b：重瞼線は長く留めることで，内眼角から外眼角にかけて，ラインをコントロールできる．

c：固定点が少ないと自然なカーブを作りにくくなる．4 か所で固定することでなめらかな重瞼線を作ることができる．

術　式

1．術前デザイン

手術前に患者と座位で対面し，患者には手鏡を持たせた状態で，ブジーを用いて希望の重瞼の幅，形を確認してもらう．希望の重瞼線が決定したら，上眼瞼の皮膚に予定重瞼線をマーキングする．重瞼線上の虹彩の内側，外側に相当する点を B, C とする．内眼角と B との中間点を A, 外眼角と C の中間点を D とする（図1）．各点には役割がある．A は重瞼線の平行型や末広型を決める上で重要となる．蒙古ひだに左右差がある場合も多く，その場合には左右の A の位置調整が必要とな

る．B と C は中央部の重瞼高を決める．眼瞼外側は皮膚が厚くなるため，D を可能な限り外側（外眼角上まで）で固定することで重瞼線が浅くなることを防ぐことができる．

2．麻　酔

麻酔は最初に眼球表面および結膜側にオキシブプロカイン塩酸塩点眼液（ベノキシール®点眼液0.4％；参天製薬，日本）を 1〜2 滴点眼し，眼瞼の皮膚（A〜D），結膜の瞼板直上に 1％エピネフリン含有塩酸リドカイン（1％キシロカイン®E：アストラゼネカ，英国）を 1 cc シリンジに 30 G 針をつけ，両側合わせて 0.6〜0.8 cc を目安に注射する．

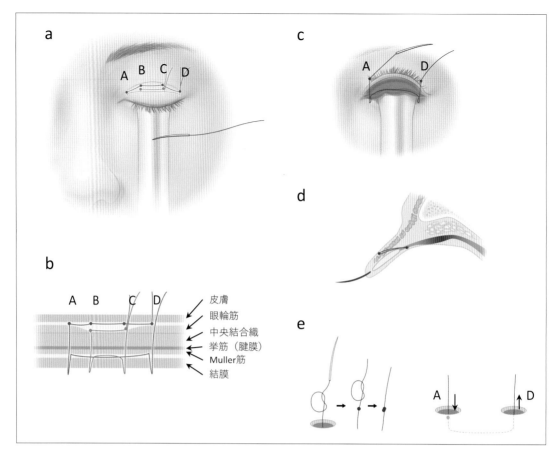

図 2-a〜e. Multiple Knot 法

a：埋没糸を通すイメージ
b：重瞼線断面のシェーマ
c：糸は D から皮膚にほぼ垂直に針を刺入し上眼瞼を翻転させながら結膜側では瞼板直上
　に針を刺出する．結膜下で瞼板直上に沿って内側に向かい，15〜20 mm 針を進めた後，A
　に刺出する．
d：矢状断面のシェーマ．糸は重瞼線の高さに関わらず，瞼板直上を通す．
e：各点で 2 回結紮する．A では結紮後に D から引っ張り，結び目を眼輪筋上に移動させ
　る．

3．手術手順

　はじめに，マークした重瞼予定線上の 4 か所
（A〜D）に 11 番メスを用いて各々約 1 mm の皮膚
切開を加える．その際に刃先が真皮を貫き，確実
に眼輪筋まで達したことを確認することが，後に
結び目を眼輪筋上（内）に埋入させるために重要と
なる．この操作の時が最も内出血が起こりやすい
ので，出血があった場合は 2〜3 分間指で圧迫止血
を行う．

　糸は 7-0 青ナイロン（45 cm）針付き（針：形成用
19 mm 3/8 サークル）で，針は伸ばして直針とし
て使用する．

　最初の針の刺入は皮膚側から行う（図 2）．D か
ら皮膚にほぼ垂直に針を刺入し上眼瞼を翻転させ
ながら結膜側では瞼板直上に針を刺出する．ほぼ
同一点より刺入し結膜下で瞼板直上に沿って内側
に向け，15〜20 mm 針を進めた後，一度結膜側に
針を刺出し，再度同一点より刺入し翻転されてい
る上眼瞼を戻しながら A に刺出する．この A で 2
回結紮し結び目を作り，マイクロ鑷子を用いて結
び目を眼輪筋層に埋め込む．次に A より針を刺入
し，皮下（眼輪筋層）に針を進め B より刺出する．
針の刺入，刺出の際には皮膚面に対して垂直に行
うようにイメージして，皮膚切開部周囲の真皮を
引っかけないように注意する．B で 2 回結紮後，
同様に順次 C，D に至る．D においては 2 本の糸

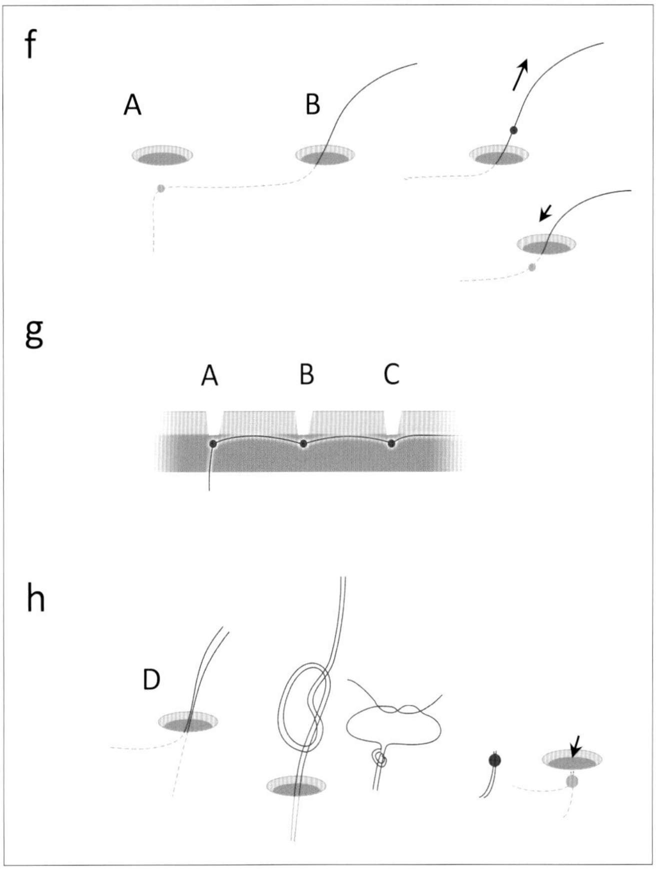

図 2-f～h.
Multiple Knot 法
　f：1本目の B，C では糸を軽く牽引して結紮
　　する．牽引を緩めるとちょうど皮下に位置す
　　る部位に結び目を作ることが重要である．
　g：各点の結び目は糸の緩みなく配置する．
　h：1本目の D，2本目の C における結紮方法．
　　糸は D から皮膚にほぼ垂直に針を刺入し上
　　眼瞼を翻転させながら2本の糸を1本に束ね
　　て，1つの輪（ループ）をつくり，糸の断端を
　　その輪の中に通す．結紮部をマイクロ鑷子を
　　用いて眼輪筋層に埋め込む．結紮をもう1回
　　追加し，2つの結び目を接触させ，結び目直
　　上で糸切りを行う．

を束ねて結紮した後，結び目ぎりぎりで糸切り
し，マイクロ鑷子を用いて確実に皮下眼輪筋層に
結び目を埋入させる．この時点で皮膚側に4か所
の結び目がある．

　引き続き残った糸を用い，同様にして中央部の
B，C にて2か所の結び目を追加し補強する．以
上で片側が終了し同様に反対側も行う．

　この中央部（BC）での補強には，① 結び目を4
個から6個に増やすことで強度を増す，② 糸を2
本にすることで糸が切れたり，緩んだ場合のリス
クを分散する，③ A～D のように皮下の広い範囲
を1本の糸で固定する場合には中央部での瞼縁の
開きが不十分になることがあり，もう1本の糸で
中央部を補強し，中央部での開瞼を補う，という
3つの意味がある．

この方法の利点，欠点

　埋没法の最大の弱点は重瞼線が消失しやすいこ
とである．本術式の最大の利点は，重瞼線の維持
力が強いことで，重瞼線消失率は0.2%以下であ

る[2]．そのほか，他法と比べて固定点距離（MK 法
の AD 間）が長いので，内眼角から外眼角まで重
瞼線を作成することができること，固定点（A～
D）が4か所と多く，1本の固定で4か所をつなげ
ているので，なめらかな重瞼線を作ることができ
ること，それぞれの点を微調整することで左右の
調整もできること，などが利点として挙げられる．

　欠点は手術時間が比較的長くかかること（手術
時間約30分），腫れがやや強いこと，抜糸に時間
がかかることが挙げられる．

この方法を採用する理由，経緯

　筆者は過去に Mutou 法[4]を行っていたが，重瞼
線の緩みが高率に生じるため，埋没法に対して否
定的であった．MK 法を習得してからは患者から
重瞼線の緩みを訴えられることは稀となった．
MK 法の欠点である腫れは事前に説明しておくこ
とで対処可能であり，抜糸が必要な症例も筆頭筆
者の現在の所属施設（MK 法100症例／年）におい
て2年に1例程度であり，ほとんど問題とならな

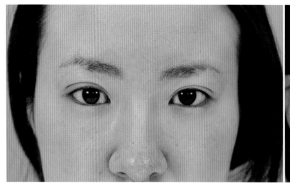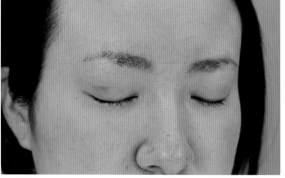

図 **3**. 感染例. 32 歳, 女性. 感染　　　　　　　　　　　　　　　　　　　　　　a｜b

　a：重瞼術の術後 3 か月. 右上眼瞼が腫れてきて, 痛みを伴うようになってきたため
　　来院した. 右上眼瞼の重瞼線上に発赤・腫脹を認めた.
　b：閉瞼

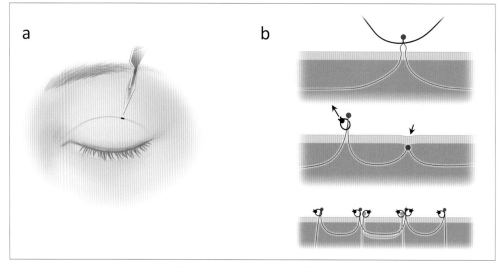

図 **4**. Multiple Knot 法の抜糸

　a：重瞼線上で皮膚を伸展して, 結び目を 1 か所探す. その直上皮膚を 11 番メスで約 1 mm 切
　　開する. マイクロ鑷子を用いて結び目を探す.
　b：結び目は眼輪筋内にあるので, マイクロ鑷子で眼輪筋内を探す. 1 か所見つけたら 5-0 黒ナ
　　イロンでループを作り, 目印をつけておく. 見つけた結び目を引っ張り, 皮膚がくぼむ周辺
　　に結び目があるので, 11 番メスで切開して探す. 全ての結び目を見つけたら, 糸を抜去する.

い. 埋没法は需要の多い手術であるため, 再手術
の必要性が少なく, 長期間安定した結果が得られ
ることが重要と考え, MK 法を採用している.

経験した合併症と対処法

　埋没法において糸の結び目がしばしば膨らみと
して目立ったり, 感染の原因となったりすること
がある. MK 法は結び目をたくさん作る方法なの
で, 確実に皮下の眼輪筋上(内)に埋没させること
が重要である. 膨らみが生じた場合は腫れの落ち
着く術後 3 か月まで様子を見て, 改善しない場合
は抜糸をしてやり直しを行う. 感染が生じた場合
は抗生剤の内服を行い(図 3), 改善しない場合は
抜糸をして, 期間をおいてやり直しを行う.

抜糸する場合の可否とその方法について

　抜糸する必要があるのは前述した結び目が膨ら
みとして目立つ場合, 感染が改善しない場合に加
えて, 重瞼線を下げたい場合や元に戻したい場合
などがある. 重瞼幅を広げたい場合は抜糸の必要

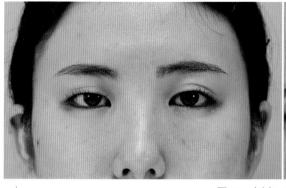
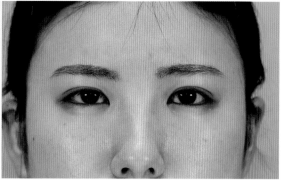

a│b　　　　　　　　　　　　図 5. 症例 1：27 歳，女性
　a：術前．生来一重瞼である．アイプチ（重瞼用接着剤）の影響による上眼瞼皮膚の弛
　　緩のため，重瞼術を希望した．瞼縁から幅 6.5 mm の重瞼線をデザインした．
　b：術後 6 か月．眼瞼の皮膚余剰感は解消され，スッキリとした印象となった．

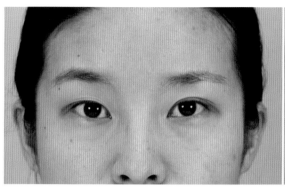
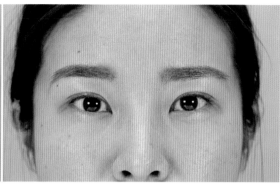

a│b　　　　　　　　　　　　図 6. 症例 2：30 歳，女性
　a：術前．生来，重瞼線は 3 mm 末広型であった．アイプチ（重瞼用接着剤）を 10 年使
　　用していたが，二重が安定しないため，重瞼術を希望した．瞼縁から幅 6 mm の重
　　瞼線をデザインした．
　b：術後 4 か月．左右対称の重瞼となった．

はない．

　MK 法は抜糸が難しいと指摘されることがある
が，重瞼線上を切開して，糸の一部を見つけて，
探索することで抜糸は可能である（図 4）．重瞼線
上に 1〜2 mm の切開を加え，埋没糸の一部を見
つけ，糸を牽引しながら順次，結節部直上に切開
を加えていき，抜糸することは可能である．結び
目を 4 か所に置いているため，4 か所の切開が必
要になるが，傷あとが問題になったことはない．

症　例

症例 1：27 歳，女性

　生来一重瞼である．アイプチ（重瞼用接着剤）の
影響で，上眼瞼皮膚の弛緩が生じてきたため，重

瞼術を希望した．涙小管ブジーを用いたブジーテ
ストによって，瞼縁から幅 6.5 mm の重瞼線をデ
ザインし，MK 法を施行した．術後は左右対称で
予定した重瞼線となった．眼瞼の余剰皮膚による
かぶさりは解消され，スッキリとした印象となっ
た（図 5）．

症例 2：30 歳，女性

　生来の重瞼線は瞼縁から 3 mm の末広型であっ
た．重瞼用接着剤を 10 年使用していたが，二重が
安定しないため，重瞼術を希望した．ブジーテス
トによって，瞼縁から幅 6 mm の重瞼線をデザイ
ンし，MK 法を施行した．術後は左右対称で深さ
のある重瞼線となった（図 6）．

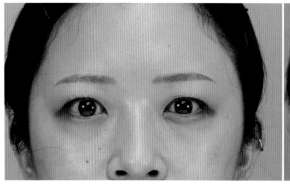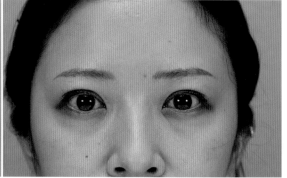

図 7. 症例 3：32 歳，女性　　　　　　　　　　　　　　　　　　　　　a│b
　a：術前．生来，重瞼線は 3 mm 末広型であった．皮膚が弛緩し睫毛に当たるよう
　　になってきたため，重瞼術を希望した．瞼縁から幅 5 mm の重瞼線をデザインし
　　た．
　b：術後 3 か月．左右対称で予定した重瞼線となった．

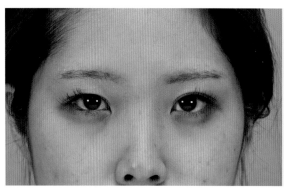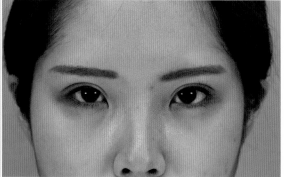

図 8. 症例 4：31 歳，女性　　　　　　　　　　　　　　　　　　　　　a│b
　a：術前．生来一重瞼である．アイプチ（重瞼用接着剤）の影響による上眼瞼
　　皮膚の弛緩のため，重瞼術を希望した．瞼縁から幅 8 mm の重瞼線をデザ
　　インした．
　b：術後 2 か月．左右対称で予定した重瞼線となった．

症例 3：32 歳，女性

　生来の重瞼線は瞼縁から 3 mm の末広型であっ
た．皮膚が弛緩し睫毛に当たるようになってきた
ため，重瞼術を希望した．ブジーテストによって，
瞼縁から幅 5 mm の重瞼線をデザインし，MK 法
を施行した．術後は左右対称で予定した重瞼線と
なった（図 7）．

症例 4：31 歳，女性

　生来一重瞼である．重瞼用接着剤の影響で，上
眼瞼皮膚の弛緩が生じてきたため，重瞼術を希望
した．ブジーテストによって，瞼縁から幅 8 mm
の重瞼線をデザインし，MK 法を施行した．術後，
左右対称で予定した重瞼線となった（図 8）．

まとめ

　埋没法の最大の問題点は重瞼線が消失しやすい
ことであるが，MK 法はその弱点を克服した埋没
法である．MK 法は結び目の多さから抜糸しにく
いという欠点も有するが，再手術の必要性が少な
く，長期間安定した結果を得ることができる MK
法は優れた埋没法の 1 つと考える．

参考文献

1) 広比利次：【重瞼術 私のコツ】埋没法による重瞼術. 形成外科. **50**(9)：985-994, 2007.
2) 広比利次ほか：【美容医療 私の方法と合併症回避のコツ】手術手技による治療 眼瞼の美容外科 重瞼術 埋没法 私の方法(2). 形成外科. **54**(増刊)：S120-S128, 2011.
3) 牧野太郎ほか：【眼瞼の美容外科 手術手技アトラス】埋没式重瞼術 Multiple knot 法. PEPARS. **87**：12-20, 2014.
4) Mutou, U. Y., Mutou, H.：Intradermal double eyelid operation and its follow-up results. Br J Plast Surg. **25**：285-291, 1972.

PEPARS No.189：28-35, 2022

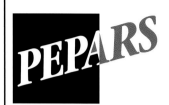

◆特集／＜美容外科道場シリーズ＞埋没式重瞼術

シンプル3点留めによる埋没式重瞼術

堀部彰子[*1]　倉片　優[*2]

Key Words：重瞼術（double eyelid surgery），埋没法（buried suture procedure），皮膚挙筋固定法（skin-levator fixation），二重瞼（double eyelid）

Abstract　多々ある埋没法の術式の中から，シンプル3点留めを行っている理由として，浮腫が少なく術後のダウンタイムが短いこと，自然なアーチを描いた重瞼線を作成できること，比較的容易に抜糸できることなどが挙げられる．また，皮膚挙筋固定法で行うため，瞼板の損傷がなく術直後から違和感の訴えも少ない．埋没法に適した条件が整った患者に行うことが重要である．

はじめに

　現在，世間では複雑な埋没法の術式がたくさん存在するが，我々は，最もシンプルな3点留めによる術式を採用している．本稿では，その中でも最もシンプルな術式を選択している理由や，その手技，ポイントなどを解説する．

手術適応

　当院では埋没法は仮縫いであると考え，条件が整った患者にのみ適用している．すなわち，皮膚が薄く，日によって二重瞼になったり一重瞼になったりと重瞼線が安定しない患者，普段はアイメイクを用いて重瞼線を作成しておりメイクを落とした後もしばらく皮膚に癖がついて重瞼線が保てている患者，初めて重瞼術を希望しておりまずは簡単な手術で行いたいと考えている患者，手術に迷いがあって術後に抜糸を行う可能性が予想される患者などである．診察時にインフォームドコンセントをしっかりと行い，過去に埋没法を施行されて重瞼線が消失した既往のある患者や，瞼の皮膚が厚くブジーで重瞼線を作成した際に瞬きをすると消失してしまう患者などには，はじめから切開重瞼法を勧めている．

[*1] Akiko HORIBE，〒102-0074　東京都千代田区九段南4-3-9　クリニカ市ヶ谷
[*2] Masaru KURAKATA，同，院長

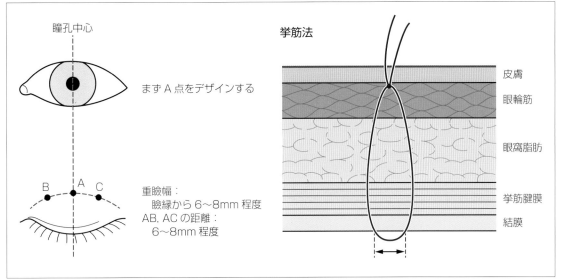

図 1. シンプル 3 点留めによる埋没重瞼術のシェーマ
予定重瞼線と瞳孔中心の垂直延長線が交わる点を，3 点のうちの中央の糸結紮部を埋没させる点としてマーキングする（A 点）．A-B と A-C の幅は 6〜8 mm 程度にする．通糸は挙筋法を用いて行う．すなわち，糸は瞼板を通らない．

図 2.
術前診察
座位で患者自身に鏡を持たせ，ブジーを用いて重瞼線をいくつかシミュレーションし，重瞼幅を決定したのちマーキングする．

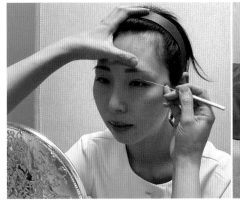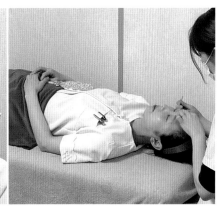

図 3.
術前デザイン

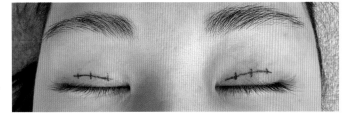

術式の実際

1．デザイン

　予定重瞼線と瞳孔の垂直延長線が交わる点を，3 点のうちの中央の糸結紮部を埋没させる点としてマーキングする（A 点）．A-B と A-C の幅は 6〜8 mm 程度にする（図 1）．

　通糸は挙筋法を用いて行う．すなわち，糸は瞼板を通らない．

　座位で患者自身に鏡を持ってもらい，ブジーを用いて重瞼線をいくつかシミュレーションし，重瞼幅を決定し，マーキングする（図 2）．その後仰臥位にさせて，さらに細かく計測し，左右差の有無やデザインの確認を行う（図 3）．

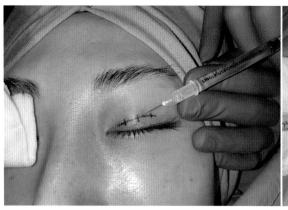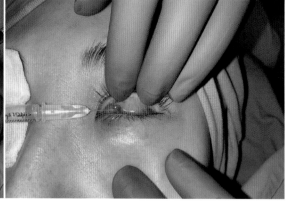

図 4. 局所麻酔
表面麻酔を施した後, 1%エピネフリン含有塩酸リドカインをデザインした皮膚切開点
の皮下と瞼板上縁の粘膜下に, 直視下に見える毛細血管を避けて注射する.

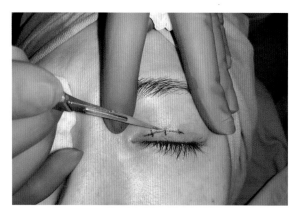

図 5.
皮膚切開
11番メスを用いて確実に筋層に達する深さ
まで幅1mm程度切開をする.

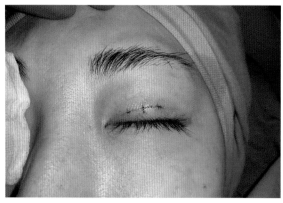

図 6.
皮膚切開終了時

2. 麻 酔

角膜の表面麻酔はベノキシール®点眼液0.4%
を用いて行う. その後, 1%エピネフリン含有塩酸
リドカインをデザインした皮膚切開点の皮下に注
射する.

眼瞼を翻転させ, 瞼板上縁の粘膜下に, 直視下
に見える毛細血管を避けて針先を刺入し注射する
(図4).

注射後, 麻酔薬がしっかりと浸潤するまで5分
程度冷ガーゼを上眼瞼にのせて待つ.

3. 皮膚切開

麻酔が効いていることを確認してから, 皮膚に
しっかりとテンションをかけて確実に筋層に達す
る深さまで11番メスを用いて幅1mm程度切開
する(図5).

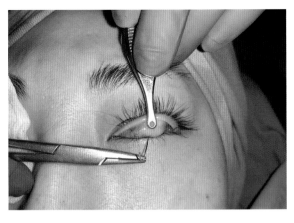

図 7.
通糸
眼瞼を翻転させ皮膚側のデザイン
の位置に関わらず瞼板上縁から
0.5〜1 mm 程度頭側の結膜から針
を刺入する.

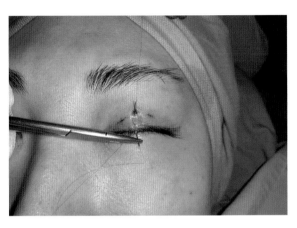

図 8.
通糸 2
翻転させた上眼瞼を戻し,針先を皮
膚切開部から出す.
再び,眼瞼を翻転させ,両端針の反
対側の針を粘膜側から刺入する. 刺
入点は前操作の粘膜刺入点から 1
mm 程度離れた点とする.

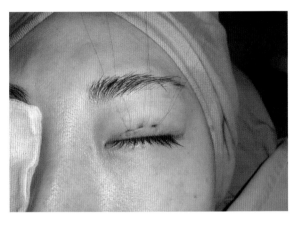

図 9.
3 本の糸を通した後

4．通糸の手順

24 mm 弱弯丸針両端針付き 8-0 黒ナイロン糸を
用いて行う. 眼瞼を翻転させ瞼板上縁を確認し,
瞼板上縁から 0.5 mm 程度頭側の結膜から刺入す
る(図7). 我々は糸が瞼板を通過しないようにし
ているが, この際に患者に自分の足元を見るよう
にさせると眼輪筋の緊張が弱まり施術しやすくな
る.

翻転した上眼瞼を戻し,針先を皮膚切開部から
出す(図8). この時に針先がずれてしまうことが
あるので, 挙筋をしっかりと貫く程度まで針先を
皮膚側に進めておくようにするとよい.

再び眼瞼を翻転して両端針の反対側の針を結膜
側から刺入する. 刺入点は先ほどの刺入点から
1 mm 程度離れた点とする. 同様に翻転した上眼
瞼を戻し同じく皮膚切開部から針先を出す(図9).

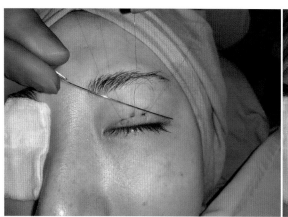 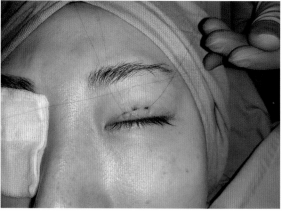

図 10. 結紮

針を落として束ねた糸でループを作り，ループ内に糸を通し結紮する．その際に
ブジーを用いて，ループを皮膚側に進めていくと，結紮部が強く皮下に食い込む
のを防いで，テンションを調整することができる．ブジーを抜いてからさらに，
両手結びで 1 回結紮する．

5. 結 紮

　同じ皮膚切開部から出ている 2 本の糸を重ねて
同程度の長さにし，糸を切って針を落とす．重ね
た糸でループを作り，ループ内に糸を通し結紮す
る(玉結び)．その際にブジーを用いて，ループを
皮膚側に落としていくと，結紮部が強く皮下に食
い込むのを防いで，適度なゆとりをもたせるよう
に調整することができる．ブジーを抜いて，両手
結びでさらに 1 回結紮する(図10)．この方法で行
えば，結紮部が緩むことはない．

6. 糸切り

　軽く糸を引き上げ，結紮部を切らないぎりぎり
の位置で糸を切る(図11)．

7. 結紮部の埋没

　無鈎の微小鑷子を用いて，確実に筋層内に結紮
部を埋没させる．結紮部をしっかりと筋層内に埋
没させておかないと，皮膚から透けて見える原因
となる(図12)．

利点，欠点

　シンプル 3 点留めによる埋没重瞼術は，筆者が
これまでいろいろな埋没法を行った中で最もシン
プルな埋没重瞼術である．利点としてはスクエア
法などと比較して，糸が組織を締めつけないため
浮腫が少なく術後のダウンタイムが短いこと，点

で固定するため自然なアーチを描いた重瞼線を作
成できること，抜糸が比較的簡単であるため執刀
医でなくても抜糸が容易である可能性が高いこ
と，などが挙げられる．また，本法は挙筋法なの
で瞼板への侵襲がなくマイボーム腺損傷を起こす
ことはない．また，瞼板がひずまないので瞼板法
に比べて術後の違和感が少なく，埋没糸の瞼板部
露出による角膜損傷のリスクも少ない．欠点とし
ては，重瞼線が消失しやすいことである．しかし，
適応をしっかりと選べばこのシンプル 3 点留めで
も十分に重瞼を維持することができ，逆にこの術
式で外れてしまう患者は複雑な方法を選んでもい
ずれ外れてしまったり，自然な重瞼線が得られな
かったりすると我々は考えている．

合併症とその対策

　内出血，埋没部の皮膚の陥凹，糸の露出，眼瞼
下垂が考えられる．内出血に関しては局所麻酔時
や針を通す際に起こる可能性があるため，術前に
十分説明をする必要がある．内出血を起こした場
合は吸収されるまでに 2 週間程度を要する．結紮
埋没部の皮膚の陥凹に対しては，結紮時に皮膚成
分を巻き込まないように注意することが重要であ
るが，1 か月程度で落ち着くことが多い．糸の露
出を避けるためには，糸の結紮部を筋層内にしっ

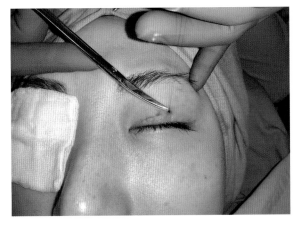

図 11.
糸切り
軽く糸を引き上げ，結紮のコブを切らないように結紮部から 0.1～0.3 mm 程度の場所で糸を切る．

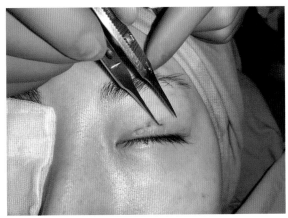

図 12.
糸結節の埋没
無鈎鑷子を用いて，確実に筋層内に結紮部を埋没させる．結節部位が筋層内にしっかりと埋まっていない場合は，皮膚上から透けて糸が見える可能性がある．

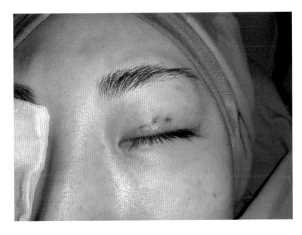

図 13.
施術終了後

かりと埋没させるように注意する．また，手術部位のアイメイクは完全に皮膚切開部が上皮化する 1 週間程度までは控えるように指導している．糸が露出した場合は糸を一度抜去し，同時に再度埋没法を行う．眼瞼下垂に関しては，粘膜側の刺入点が瞼板上縁から頭側に遠く離れてしまうと，糸が眼瞼挙筋の動きを妨げて，眼瞼下垂が生じる可能性があると考えられる．そのため，例え予定重瞼幅が瞼板の幅より広くても，粘膜側で瞼板上縁に近い位置から刺入することで，眼瞼下垂の発生が防げると考えている．

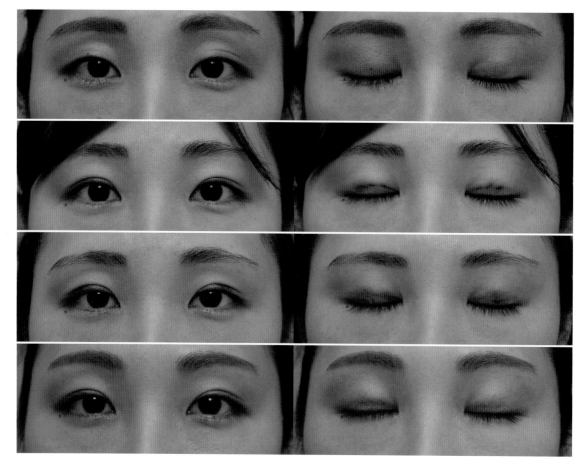

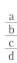
図 14. 症例 1：31 歳，女性

a：術前．元々一重瞼であったが，近年は日によって自然に薄い重瞼線ができる
　日があった．末広型で幅の狭い自然な重瞼を希望した．

b：術直後．挙筋法で行っているため，結膜側のゴロゴロ感など違和感の訴えは
　ない．

c：術後 3 日目．内出血が見られる．浮腫により重瞼幅はやや広くなっている．

d：術後 3 週間．内出血は改善し，重瞼幅が落ち着いている．皮膚側に dimple は
　認めない．術前に認めた左眉毛の挙上も改善している．

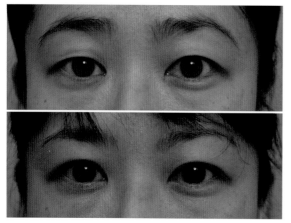

a
b

図 15.

症例 2：40 歳，女性

　a：術前

　b：術後 1 か月

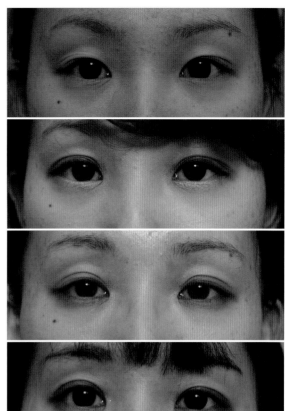

$\dfrac{a}{b}$ $\dfrac{c}{d}$

図 16.
症例 3：29 歳, 女性
  a：術前
  b：術後 1 か月
  c：術後 3 年 6 か月. 重瞼線が浅くなって
    いる. 切開重瞼術を希望
  d：切開重瞼術 2 か月後

抜糸に関して

非常にシンプルであるため, ほとんどの症例で可能であると考える. 結紮部がある瘢痕部の直上を 1～2 mm 程度切開し, 結紮部を探し抜糸する. 抵抗なく抜糸が可能である. 当院では顕微鏡下に行っている.

まとめ

埋没法を仮縫いと考えた場合, 手技はごくシンプルで合併症が少なく, ダウンタイムが短く, 抜糸が簡単である術式がベストと思われる. 埋没法が適応であるか否かは慎重に判断する必要があり, 必要があれば切開重瞼術, 眉毛下皮膚切除術, さらには挙筋前転法などを検討する.

参考文献

1) 岩波正陽：埋没法による重瞼術. 形成外科. **50**：979-984, 2007.
2) 広比利次：埋没法による重瞼術. 形成外科. **50**：985-994, 2007.
3) 鶴切一三, 市田正成：重瞼術 ①, 二重瞼 ②. 美容外科　基本手術適応と術式. 酒井成身編. 2-6, 南江堂, 2008.
4) Bang, Y. H., et al.：The fallacy of the levator expansion theory. Plast Reconstr Surg. **103**：1788-1793, 1999.

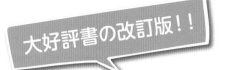

好 評

イチからはじめる 美容医療機器の 理論と実践

改訂 第2版

著 宮田成章

みやた形成外科・皮ふクリニック 院長

2021 年 4 月発行　B5 判　オールカラー
定価 7,150 円（本体価格 6,500 円＋税）

第 1 版発売から 8 年。
目まぐるしく変わる美容医療機器の情報を刷新し、新項目として
「ピコ秒レーザー」や「痩身治療」についてを追加しました。
イマイチわからなかったレーザー、高周波、超音波の仕組み・
基礎から臨床の実際までを幅広く、丁寧に扱う本書。
これから美容医療を始める方はもちろん、すでに美容医療を行って
いる方々にも読んでいただきたい教科書です。
第 1 版で好評だったコラムやページの各所にあるこぼれ話も、
さらに充実！

主な目次

総論
I 違いのわかる美容医療機器の基礎理論
II 人体におけるレーザー機器の反応を知る
III 料理をベースに美容医療を考えてみよう
IV 肌状態から考える治療方針・適応決定
V 各種治療器
　レーザー・光：波長による分類
　レーザー・光：パルス幅による分類
　高周波
　超音波
　そのほか

治療
I ほくろに対するレーザー治療の実際
II メラニン性色素疾患に対する治療
III シワやタルミの機器治療
IV 毛穴・キメや肌質に対する治療
V 痤瘡後瘢痕の機器治療
VI レーザー脱毛
VII 痩身治療
VIII 最新の機器に対する取り組み

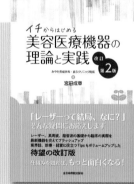

詳しい目次はこちら

 全日本病院出版会　〒113-0033 東京都文京区本郷 3-16-4　Tel：03-5689-5989
www.zenniti.com　Fax：03-5689-8030

PEPARS No.189：37-46，2022

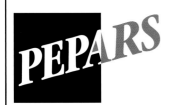

◆特集／＜美容外科道場シリーズ＞埋没式重瞼術

こだわりのあるシンプルな埋没式重瞼術

藤本卓也*1　土井秀明*2

Key Words：埋没法(buried suture technique)，重瞼術(double eyelid surgery)，顕微鏡下手術(microscopic surgery)，特殊カラー糸(special color suture)，電動注射器(electric syringe)

Abstract　埋没法による重瞼術は，手技が簡便でダウンタイムも短いため広く普及している手術であるが，時間経過で重瞼固定のゆるみが生じてくるという問題がある．近年，手技の改良が行われ，重瞼の保持期間が延びてきたが，その反面，固定方法が複雑化し，二重幅の変更の際やトラブル時の抜糸に難渋する症例も散見されるようになってきた．そのため，筆者は重瞼保持期間が長くはなく皮膚側に糸の透見するリスクはあるが，簡便で容易に抜糸できるシンプルな術式を採用している．クラシカルな固定方法であるが顕微鏡下手術，特殊な色の糸，電動注射器の使用など手技や物品にこだわりをもった手術を行うことで高い患者満足度が得られている．

はじめに

　重瞼術は，本邦で最もよく行われている美容外科手術である[1]．その中でも埋没法による重瞼術は簡便であり，多くの美容外科医がはじめに習得する手技である．ダウンタイムが短く手軽に施術を受けることができるため希望する患者が多く，広く普及している．大きな欠点として時間経過とともに重瞼の固定がゆるむという点が指摘されてきたが，術式の改良により重瞼の保持期間も延びてきた．しかし，手技が煩雑となると，トラブルの際に糸の抜去に難渋することも少なくない．そのため当院では旧来からの単純な術式を採用している．手技や物品を工夫することにより保持期間を可及的に延ばし患者満足度を高く保つことができている．

埋没法の術式の選択

　埋没法の術式は連結させる部位や固定面，結紮部位などにより多種多様な術式がある[2]~[4]．当院では，瞼板皮膚連結法(瞼板法)と瞼板上縁皮膚連結法(瞼板上縁法)，挙筋腱膜皮膚連結法(挙筋法)を患者の希望する固定位置と瞼板の高さに応じて，重瞼の牽引方向を考慮し選択している(図1)．狭いデザインの重瞼で挙筋法を行うと牽引力が過剰となり睫毛の外反を生じやすくなる．かなり幅広いデザインの重瞼に瞼板法を用いると牽引力が弱いため睫毛に皮膚が覆い被さるたるんだ重瞼となる．そのため固定位置による術式の選択は重要である．しかし，挙筋法はミュラー筋損傷のリスクを伴うため，瞼板法で問題ないものに関しては極力瞼板法を選択するようにしている．そのため，内側では挙筋法，外側では瞼板法と同じ眼瞼でも連結させる部位が異なる場合もある．

　固定面としては結膜側を1~2 mm 程度で折り返す点状固定で皮膚側結紮法を選択している．皮膚側結紮法では糸の透見や結紮部の膨隆といった

*1 Takuya FUJIMOTO，〒534-0024　大阪市都島区東野田町 2-9-7 K2 ビル 2F こまちクリニック，院長
*2 Hideaki DOI，同，顧問

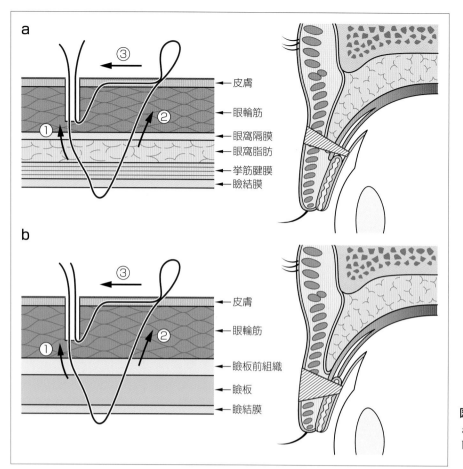

図 1.
a：挙筋法での通糸位置
b：瞼板法での通糸位置

（図1内ラベル）
a：皮膚／眼輪筋／眼窩隔膜／眼窩脂肪／挙筋腱膜／瞼結膜
b：皮膚／眼輪筋／瞼板前組織／瞼板／瞼結膜

問題があるが，結膜側結紮法[3]では結膜側に結紮部が露出し角膜損傷をきたすなどのクリティカルな合併症リスクがあり，こういったトラブルを日常診療でしばしば目にするため当院ではより安全な皮膚側結紮法を選択している．

　当院で採用している点状固定皮膚側結紮による瞼板法は，重瞼が消失しやすいという欠点はあるが，シンプルであるため，トラブルの修正などの際には比較的容易に抜糸ができる．一方多線状固定法[4]や結膜側結紮法[3]などは容易に抜糸できることもあるが，全切開重瞼術時においてさえも抜糸に難渋することがある．長期的に見ればいずれの方法でも重瞼の消失やゆるみをきたしてくるのであるから，埋没法では抜去が易しいシンプルな方法を選択し，重瞼の長期保持を希望する患者には切開による重瞼術を選択すべきと筆者は考えている．

手術の実際

1．使用器具
A．デザイン時の使用器具（図2）
- 定規（またはカリパー，ノギスなど）
- 油性極細サインペン，ピオクタニンペン
- 涙小管ブジー（No. 02〜03）もしくは手芸用のカギ針（0.5〜0.6 mm）
- アルコール綿花と異物鑷子（デザイン消し用）

　筆者はシミュレーション時に手芸用のカギ針（0.5〜0.6 mm）を好んで用いている．先端はかなり細いが鈍になっているため，線ではなく点で押さえることができ点状固定のシミュレーションに適している（図3-a, b）．シャフトも細く涙小管ブジーのように両側同時に線でシミュレーションすることもできる（図3-c）．またグリップが長いものを使用すれば近視で鏡を近づけて確認する患者にも便利である．

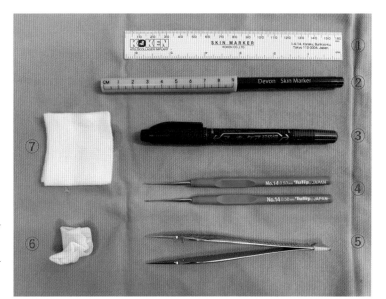

図 2.
デザイン時準備物品
① 定規（またはカリパーなど）
② ピオクタニンペン
③ 油性極細サインペン
④ 手芸用のカギ針（0.5〜0.6 mm）もしく
　は涙小管ブジー（No. 02〜03）
⑤⑥ アルコール綿花と異物鑷子（デザイン
　　消し用）
⑦ 拭き取り用ガーゼ（またはティッシュ
　ペーパー）

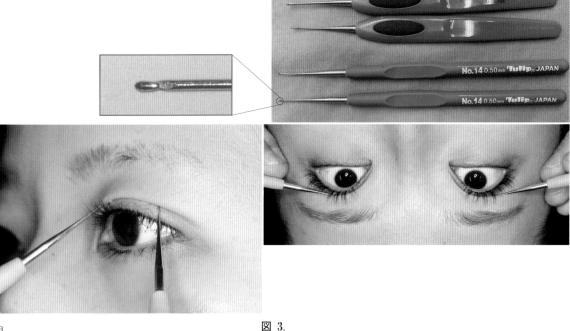

a	
b	c

図 3.
a：先端が鈍になっているカギ針
b：座位でのシミュレーション（正面視）
c：臥位での両側シミュレーション（上方視/Surgeon's view）

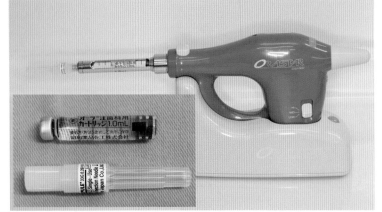

図 4.
33 G 針付き電動注射器(オーラスター
1.8S®,昭和薬品化工)
局所麻酔薬(エピレナミン添加 2% リド
カイン液)

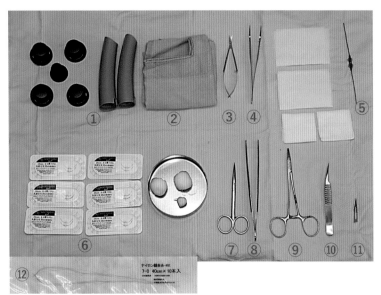

図 5.
手術器具・物品
① 手術用顕微鏡用滅菌アタッチメント
② 穴あき覆布
③ マイクロ用曲剪刀
④ 異物鑷子
⑤ 涙小管ブジー(No. 3〜4)
⑥ 青色ナイロン糸(6-0,24 mm,丸針
　3/8・両端針)
⑦ キルナー曲剪刀(もしくは眼科用曲剪
　刀)
⑧ アドラークロイツ型多爪鑷子
⑨ ヘガール式持針器
⑩ No. 5a マイクロ鑷子
⑪ No. 11 メスブレード
⑫ 青色ナイロン糸(7-0,40 cm)1 本

B．麻酔時

- 点眼麻酔薬(0.4% 塩酸オキシブプロカイン液)
- 局所麻酔薬(エピレナミン添加 2% リドカイン液)
- 33 G 針付き電動注射器(オーラスター 1.8 S®,株式会社ジーシー昭和薬品)
- 消毒用綿花
- 圧迫止血用ガーゼ

　当院では眼瞼手術の際には,局所麻酔に 33 G 針付き電動注射器(オーラスター 1.8 S®,株式会社ジーシー昭和薬品)を用いている(図4).局所麻酔時の痛みは針の刺入時だけでなく麻酔液の注入時にも感じるが,電動注射器では麻酔薬を緩徐かつ一定圧で注入できるため,注入時の痛みを軽減することができる.

C．手術器具(図5)

- 手術用顕微鏡,滅菌アタッチメント
- 穴あき覆布
- マイクロ用曲剪刀
- 異物鑷子
- 涙小管ブジー(No. 3〜4)
- 青色ナイロン糸(6-0,24 mm,丸針 3/8・両端針,リーフインターナショナル株式会社)
- キルナー曲剪刀(もしくは眼科用曲剪刀)
- アドラークロイツ型多爪鑷子
- ヘガール式持針器
- No. 5a マイクロ鑷子
- No. 11 メスブレード
- 青色ナイロン糸(7-0,40 cm,河野製作所)1 本

手術用顕微鏡下に手術を行っている(図6).も

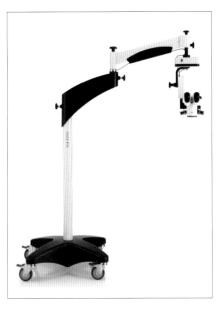

◀図 6.
手術用顕微鏡(M320F12,
ライカマイクロシステムズ
社)

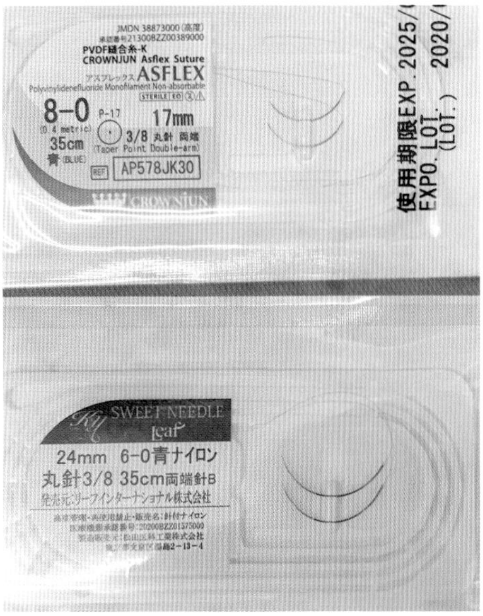

図 7. ▶
埋没重瞼用両端針
上：以前使用していた 8-0
　　ナイロン糸
下：現在使用している 6-0
　　ナイロン糸

ちろん，肉眼やルーペでも手技の簡便な埋没法は施術可能であるが，手術用顕微鏡による 10 倍の視野であれば，縫合の刺入時の血管損傷回避や皮下ポケットへの針先の誘導などの際に，より繊細な手術操作を行うことができる．

　固定に使用する糸は，青色ナイロン(6-0，24 mm，丸針 3/8・両端針，リーフインターナショナル株式会社)を用いている．表記では 6-0 とやや太めであるが，実際の使用感はしなやかで太さや結節部の大きさは従来使用していた 8-0 ナイロン糸と遜色はないように感じている(図 7)．この糸を使用している理由はその色にある．青色ナイロンと記載されているが，実際は淡いブルーとグレイの中間色のような色である．一般的な青色ナイロンや黒色ナイロンは鮮明な色合いで皮下に透見される際にはっきり認識できるが，このナイロンは皮膚に透けている静脈の色を想定して着色されているため，皮膚に透けても目立ちにくい．皮膚に透けていても患者自身は気づいていないことも多く，また気づいていても気にならないと言われ，この糸を使用するようになり術後の糸の透見のクレームが激減した．

2．デザイン

　まず，座位でデザインを行う．診察時にシミュレーションした重瞼線をカルテで確認し，涙小管ブジーなどを当て患者に鏡で確認してもらう．患者が仕上がりの重瞼線を気にして鏡に映った像を注視しようとするため，患者が過開瞼，眉毛挙上，しかめ面などの表情をとり正確なシミュレーションができないことがある[5]．患者には，遠くの景色を見るような感じで鏡を見てもらい，しっかりとリラックスするように促す．近視の患者ではデザインが終わってからコンタクトレンズを外してもらう．近視で眼鏡を使用している患者には，眼鏡を外してもらい拡大像の映る手鏡を使用するとよい．

　患者の希望する重瞼線が決まれば，ピオクタニンペンで仮のマーキングをする．両側のマーキングを行ったのち，臥位になってもらい油性極細サインペンで全ての刺入点をマーキングする．ピオクタニンペンはアルコール綿花で消すことができるが，消毒や局所麻酔などの際に滲むことがあるため，落ちにくい油性のサインペンを用いる．油性のサインペンは色素成分が組織内に埋入し刺青となることがあるので，実際の刺入点の内側もしくは外側にマーキングをする．臥位の上方視でも重瞼ラインの確認を行い左右差等の問題があれば再度座位でのシミュレーションを行う．座位と臥位での重瞼ラインの確認により，デザインの精度を上げる．最後にグレイラインから刺入点までの距離を計測し，カルテに記載しておく．

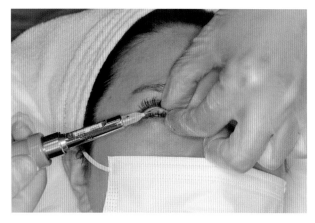

図 8.
徒手的に瞼板を翻転し，血管を避けて電動注射器で局所麻酔薬を注入する．

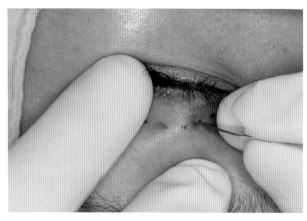

図 9.
No.11 メスでマーキングの左側に小切開（スリット）を作成

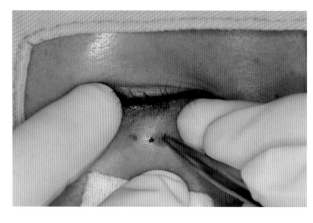

図 10.
No.5a マイクロ鑷子で結節部埋入のための皮下ポケットを作成

3．局所麻酔

はじめに点眼麻酔(0.4%塩酸オキシブプロカイン液)を行い，アイスパックで数分間眼部の冷却をする．次に 33 G 針付き電動注射器でエピレナミン添加 2%リドカイン液を注入する．電動注射器では麻酔薬を緩徐かつ一定圧で注入できるため，患者の痛みを軽減することができる．結膜側は徒手的に翻転する(図8)が，手術既往があり翻転できない場合は，アドラークロイツ型多爪鑷子(以下，アドラー鑷子)で上眼瞼を翻転し注入する．そ

の際，瞼板の辺縁動脈弓とその分枝を損傷しないように注意する．両側で 0.2~0.3 ml 程度の使用で十分な麻酔が可能である．局所麻酔終了後，再び眼部の冷却を数分行う．

4．手術手技

はじめに No.11 メスで通糸点に小切開を入れる(図9)．筆者は左側の通糸点に結節部がくるようにしているので，左側を 1 mm，右側を 0.5 mm の長さとし，左側のみ No.5a マイクロ鑷子で眼輪筋まで結節部を埋入させるためのポケットを作成

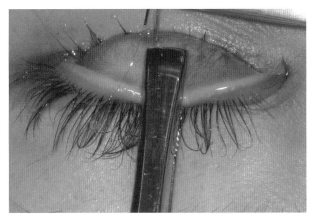

図 11.
アドラー鑷子先端より結膜側の通糸

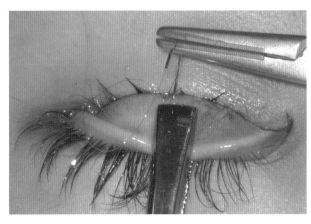

図 12.
最初の通糸点より 1~2 mm 側方より再度
皮膚側へ通糸する.

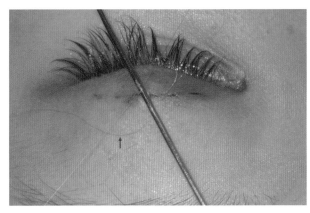

図 13.
涙小管ブジーを結紮の下に助手が保持
し, 皮膚に陥凹が生じない程度の強さで
締め込み過ぎないようにする.
←:留置した青色7-0ナイロン(埋没用の
　青色6-0ナイロンよりかなり鮮明な
　青)

する(図10).

　3点固定の場合, 内側→中央→外側の順に固定
する. 瞼板の小さい患者では内側の固定位置が限
られるため, まず内側を固定する. アドラー鑷子
で先端を上眼瞼通糸部に一致する位置で把持して
翻転すると, 結膜側のアドラー鑷子先端が結膜側
の通糸位置となる(図11). 一般的な 7~8 mm の
重瞼では瞼板上縁より睫毛側へ 1~2 mm の位置
で通糸することが多いが, 幅の狭い重瞼では睫毛

側に, 幅の広い重瞼では瞼板より頭側(挙筋法)に
調整し皮膚に通糸する. 顕微鏡で皮下ポケットの
底部を確認し針先を誘導する. 出血や腫脹で皮下
ポケットの底部が確認できない場合は, No.5a マ
イクロ鑷子をスリットに挿入し針先を誘導する.
次に最初の結膜側通糸点の 1~2 mm 側方で反対
の針を結膜側より皮膚まで通糸し(図12), 針を引
き出した後に同じスリットより再度針を刺入し皮
下の浅い層から皮下ポケット底部を通るように最

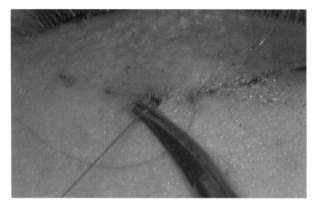

図 14.
結紮時は顕微鏡の倍率を 16〜25 倍に上げ，結節部にゆるみのないことを確認しマイクロ剪刀で結節ギリギリで切離することで，結節部をなるべく小さくするように心がけている．

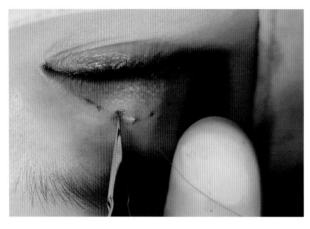

図 15.
刺入点の皮膚を異物鑷子で引き上げながら，留置しておいた青色 7-0 ナイロン糸を牽引すると，結節部を皮下ポケットへ誘導することができる．

初の皮膚通糸点まで針を通す．その際，右側の通糸点の糸のループ部分に 7-0 青色ナイロン糸(40 cm 針なし)を留置しておく．両端の針を切り落とし，涙小管ブジー(No.3〜4)を結紮の下に助手が保持し，皮膚に陥凹が生じない程度の強さで締め込み過ぎないよう手結びで 3 回結紮する(図 13)．結紮時は顕微鏡の倍率を 16〜25 倍に上げ，結節部に緩みのないことを確認しマイクロ用曲剪刀で結節ギリギリに切離することで，結節部をなるべく小さくするように心がけている(図 14)．刺入点の皮膚を異物鑷子で引き上げながら，留置しておいた青色 7-0 ナイロン糸を牽引すると，結節部を皮下ポケットへ誘導することができる(図 15)．全ての固定点で同様に通糸固定を行う．

　手術終了後は，必ず閉瞼時の写真を撮影しておく．後に糸の抜去が必要となった際に，結節部の同定に有用である．

抜糸方法

　患者の好みが変わり重瞼幅の変更を希望した場合，特に狭くする場合や，感染，痛み，糸の露出など埋没法の固定糸の抜糸が必要になる場合がある．前述のように筆者は皮膚側点状結紮法を用いているので，皮膚側の結節部の埋入部位がわかれば直上を切開することで比較的容易に抜糸を行うことができる．埋入部位を同定しやすいように，全例で 2 か所の刺入点の左側に結節部がくるようにしている．そして術後に閉瞼状態の写真を撮影し，刺入点の記録をしている．稀に深部まで結節が埋入し同定しにくいことがあるが，その場合は結膜側の刺入点の痕跡を探し，その点から皮膚側の刺入点まで糸を通し，糸をガイドとして瞼板まで小範囲で剝離を進めると糸を同定できることが多い．そして糸を探す際は，手術用顕微鏡を 25〜40 倍で用いると組織に透ける糸を確認しやすい．抜糸時の瘢痕で予定外重瞼線を生じるリスクがあるため，抜糸操作は愛護的に行う必要がある．

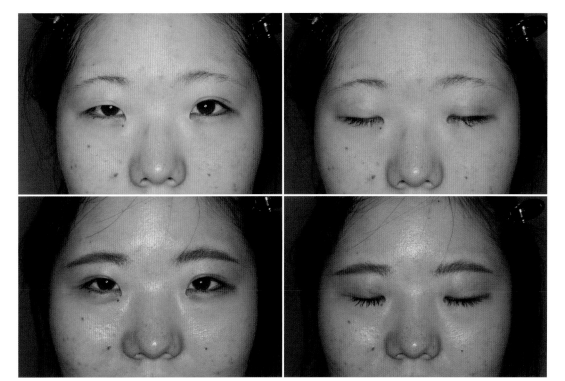

<table>
<tr><td>a</td><td>b</td></tr>
<tr><td>c</td><td>d</td></tr>
</table>

図 16. 症例：20 歳，女性．右埋没重瞼術
　a：術前開瞼　　　　　　b：術前閉瞼
　c：術後 3 か月開瞼　　　d：術後 3 か月閉瞼

症例提示

症例：20 歳，女性（図 16）

2 年前に他院で埋没法による重瞼術を施行されている．右側の重瞼がゆるみ左側の重瞼に合わせるように右側のみの埋没法を希望された．左側の重瞼も当初の固定時よりはゆるみが生じており，同じ重瞼線でしっかりと引き込むと左右差が生じるため，右側の固定は引き込みを弱くし左側の重瞼に合わせるように調整した．術後 3 か月では，ほぼ左右差なく左側の引き込みを再現できている．点状固定皮膚側結紮法では各点で引き込みの調整ができるため，こういったゆるみの再現にも有用である．

まとめ

当院では埋没法においてシンプルな点状固定皮膚側結紮法を用いている．他の術式に比して重瞼の保持が弱いという欠点はあるが，顕微鏡下に精度の高い手術操作，目立たない色の糸の使用，電動注射器による局所麻酔など，こだわりを持って手術を行うことにより，高い患者満足度が得られている．

謝　辞

埋没法に使用した糸のご提供をいただきました共立美容外科の久次米秋人先生に深く感謝の意を表します．

参考文献

1) 日本美容外科学会（JSAPS）調査委員会 "第 4 回全国美容医療実態調査最終報告書（公表版）"．一般社団法人日本美容外科会 JSAPS．2020-9-29．https://www.jsaps.com/jsaps_explore_4.html（参照 2021-11-21）
　Summary　本邦における美容医療の施術の統計データが公表されている．
2) 土井秀明：埋没法．非手術・低侵襲美容外科．高柳　進編著．43-48，南江堂，2016．
　Summary　当院で行っている重瞼術のベースとなる点状固定皮膚側結紮法の術式について詳しく述べている．

3) 市田正成：結膜側結紮法による新しい埋没式重瞼術. 日美外報. **14**：193-201, 1992.
Summary 結膜側結紮法の手技について報告している.

4) 牧野太郎ほか：【眼瞼の美容外科 手術手技アトラス】埋没式重瞼術 Multiple knot 法. PEPARS. **87**：12-20, 2014.

Summary Multiple knot 法の術中操作を多数の写真と図を用いて詳細に記している.

5) 藤本卓也, 土井秀明：【美容外科の修正手術―修正手術を知り, 初回手術に活かす―】重瞼術(埋没法)の幅変更. PEPARS. **176**：1-7, 2021.
Summary 埋没法重瞼術の計画, デザイン時に注意すべき点について詳説している.

PEPARS No.189：47-51，2022

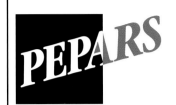

◆特集／＜美容外科道場シリーズ＞埋没式重瞼術

経結膜法による埋没式重瞼術

佐藤 大介*

Key Words：経結膜埋没法(trans-conjunctival buried suture method)，埋没法(buried suture method)，重瞼術(double eyelid surgery)，上眼瞼(upper eyelid)

Abstract 埋没式重瞼術については，これまでに様々な方法が報告されているが，本稿では皮膚側にまったく切開を置かない経結膜埋没法について述べる．経結膜埋没法は，1992年に市田が瞼板法による結膜側埋没法として報告した．さらに1995年には恵が挙筋法による術式を報告した．その後，横谷らによりクイックコスメティーク法という名で広く認知され，現在では多くの美容外科で実施されている．本法は，皮膚表面にまったく切開を置かないことで術直後より洗顔や化粧ができること，結紮部が結膜側にあることで透けて見えたり，結紮部を触れたりしないことが大きなメリットとされている．一方で，眼瞼皮下組織内で針先を回転させながら運針しなければならない点や，適度な緩みを持たせて結紮しなければならない点など，ある一定の経験と技術を要する術式である．筆者の経験をもとに，ちょっとしたコツや，よく話題に挙がる抜糸について紹介する．

はじめに

埋没式重瞼術は，本邦で最も多く行われている美容外科手術である．その理由としては，①腫れや内出血が少なくダウンタイムが短い，②傷痕を残さない(目立たない)，③手術習得が容易，④修正が比較的容易，などの多くの利点が挙げられる．一方で，重瞼線の消失という最大の欠点がある[1)2)]．埋没式重瞼術の術式は，これまでに様々な術式が報告されており，術者により千差万別な術式が行われている．筆者もこれまでに様々な術式の埋没式重瞼術を行ってきた．本稿では，筆者が行っている経結膜法について述べる．手技については，横谷ら[2)]の方法に準じて行ってきたが，その経験をもとにちょっとしたコツや抜糸についても述べる．

* Daisuke SATO，〒160-0006 東京都新宿区舟町1-12 MKビル2F 阪田美容・形成外科

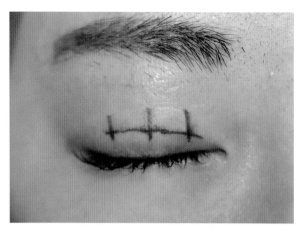

図 1.
術前デザイン
希望の予定重瞼線と，重瞼線上の瞳孔中
央と外側，内側の点をマーキングする．

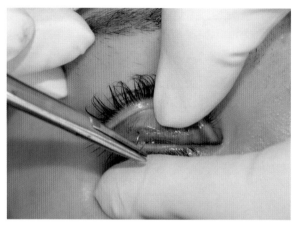

図 2.
結膜側，瞼板上縁 1 mm 頭側の位置から
刺入する．

手術方法

1．デザイン

ブジーを用いて希望の二重線をデザインする．
重瞼線上で瞳孔中心を中央として，目頭側に 8～
10 mm，目尻側に 8～10 mm の間隔で点をマーク
する（図 1）．

2．手技の実際

点眼麻酔および局所麻酔を施し手術を開始する．
右利きである筆者は，右瞼は目尻側から目頭側
へ，左瞼は目頭側から目尻側へ向かって操作を行
い，シンプルなスクエアになるように糸を通して
いる．持針器の持ち方はペンホルダー（ペンを持
つように，母指と示指でつまみ，中指を添えるよ
うにして支える）が運針しやすい．

以下，右瞼の場合の方法を示す．

用手的に上眼瞼を翻転させ，結膜側の瞼板上縁
より 1 mm 頭側の位置から針を垂直に刺入する
（図 2）．翻転した上眼瞼を戻し，皮膚側のマーキ
ングの直下に針先を進めたら，皮下で針先を 90°
回転し，左方向（目頭方向）に進める（図 3）．この
時，3 か所程度点状に真皮を引っかけるように運
針する（図 4）．中央まで進めたら，再度用手的に
上眼瞼を翻転し結膜側の瞼板上縁より 1 mm 頭側
に針を刺出する（図 5）．針先が結膜側から出た状
態で，針で刺出部にテンションをかけることで，
針穴を若干広げておく．こうすることで，次の針
を同じ孔から刺出することが容易になり，結紮部
を確実に埋没させることができる．次に，デマー
ル鈎を用いて上眼瞼を翻転し，縫合糸の反対側の
針を目尻側の刺入点から刺入し，結膜下を進め中
央の先ほど広げておいた刺出点から出し結紮する
（図 6）．針を進める深さは結膜直下で透けて見え
るぐらい浅くてよい．ただし，見えている血管は
避ける．浅くすることで，万が一の抜糸の際に，

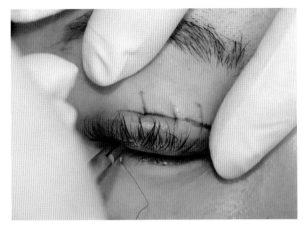

図 3.
針先を 90° 回転し，皮下を瞳孔中央の点
まで進める．
この時，3 か所程度真皮にかけるように
運針する．

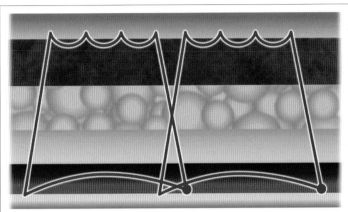

皮膚
眼輪筋
中央結合織
挙筋（腱膜）
Müller筋
結膜

図 4.
眼瞼の断面図と糸の運針
皮膚側は，3 か所程度真皮
にかかるようにする．結紮
部は結膜直下に埋没する．

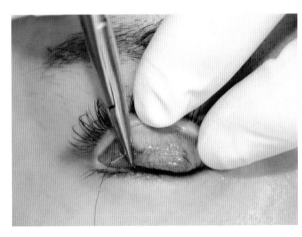

図 5.
再度上眼瞼を翻転し，瞼板上縁より 1 mm
頭側の位置から針を刺出する．
この際，針先が少し出た状態で針穴を広げ
ておくと，結紮部を埋没させやすくなる．

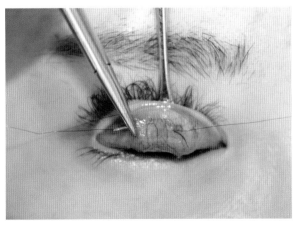

図 6.
両端針のもう片方の針を外側の糸の刺入
点から入れ，結膜直下を進め瞳孔中央の
点から刺出する．
結膜側から糸が透見できるくらい浅く，
ただし見えている血管を刺さないように
注意する．

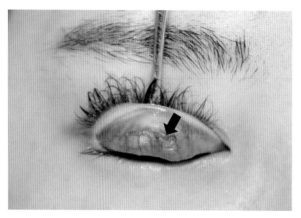

図 7.
糸を結び，結紮部を埋没する．
デマール鈎でテンションをかけておくことで，糸の締まり具合を一定にすることができる．正しく操作できていれば，容易に結膜下に埋没される（青矢印）．

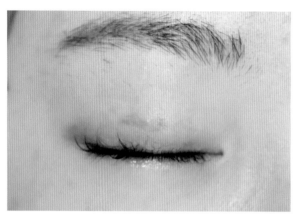

図 8.
手術終了直後
皮膚表面に切開創はまったくなく，糸は透見されない．糸による過度の陥凹もない．

糸の位置が確認しやすくなる．また，デマール鈎を使用することで，眼瞼に適度なテンションがかかり，結膜下の運針が容易になる．さらに，結紮する際にもデマール鈎をかけて翻転させると，毎回同じテンションをかけることができ，締めの強さも安定する（図7）．内側も同様に，中央から刺入し，スクエアに糸を通し目頭側から刺出し結紮する．糸の締めがゆるいとうまく埋没できず，締めがきついと開瞼障害をきたすので，適切な強さで締めることが重要である（図8）．左側も同様に行い，座位で確認する．左右差や開瞼障害などの問題がなければ，結び目直上で糸を切り，結紮部を結膜下に埋没する．2本の糸が同じ孔から出ていれば，ガーゼで結膜表面を拭くようになぞるだけで，結紮部は自然に埋没する．鑷子で無理に埋めようとすると，必要以上に深く埋没してしまう印象がある．

考　察

経結膜埋没法は，1992年に市田が瞼板法による結膜測埋没法[3]を，1995年に恵が挙筋法による術式[4]を報告した．その後，横谷らによりクイックコスメティーク法[2]として広く認知された．本法は横谷らのクイックコスメティーク法に準じたものである．

これまでにも埋没式重瞼術には様々な術式が報告されており，埋没法の最大の欠点である重瞼線の消失に焦点を当てられたものが多い．廣比[1)5)]や牧野ら[6)]は埋没糸に複数の結紮点を作成するMultiple Knot法（MK法）を行い，最長10年間の経過観察期間において重瞼線消失率は0.2%以下だったと報告している．石井[7)]は3本のループを連結させるFB法で，5年間の経過観察期間において重瞼消失率は7.7%だったと報告している．横谷らのクイックコスメティーク法では，結膜側から皮膚側へ垂直に刺入することを徹底することで，重瞼線の継続率は向上したとしており，重瞼消失

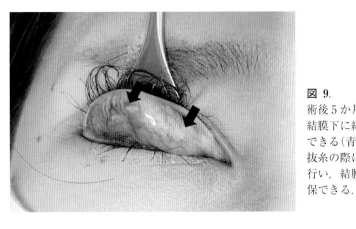

図 9.
術後 5 か月
結膜下に結紮部および横走する糸が透見できる（青矢印）.
抜糸の際には，結紮部直上に局所麻酔を行い，結膜切開のみで容易に結紮部を確保できる.

率は術後 1 年で 2%，術後 2 年で 3.8% であり，術後 2 年までではあるが十分に良好な成績であると考えられる[2].

　経結膜埋没法の最大の特徴は，皮膚表面の切開が全く必要ないことである．これにより，手術直後から洗顔やメイクが可能となる[4]．また，結紮部が結膜側にあることで，皮膚表面から結紮部が透見したり，しこりとして触れることは少なく[2)4]，これが最大の利点である．さらに重瞼線の消失率が諸家の報告[1)5)~7]と比べても遜色ないものであることからも，本法が有用な術式であることがわかる.

　経結膜埋没法の結膜側からの抜糸の難しさについての指摘をよく耳にする．実際，筆者自身も本法を行うようになるまでは，同じような印象を持っていた．しかし，実際にはデマール鈎を用いて，結膜に十分なテンションをかけて上眼瞼を翻転させれば，結膜下の結紮部が容易に確認できる（図 9）．局所麻酔後，結紮部直上の結膜をバイポーラで焼灼してから 11 番メスで切開を加えると，ほぼ出血させることなく結紮部を確保することができ，容易に抜糸が可能である．皮下に結紮部がある埋没法よりも容易に結紮部が見つかるので，経結膜法の方が抜糸しやすい印象さえある．しかし，埋没糸の結紮の際に適度な緩みを持たせずにきつく締めすぎると，結紮部が深く埋入してしまい，結紮部が見つかりにくくなる可能性はある．したがって，適度な緩みを持たせて締める技術が必要である.

　また，恵や横谷らも指摘しているように，眼瞼組織内で針先を回転させたり，直進させたりしなければならない点や，糸を強く締めすぎると開瞼障害をきたす可能性があるため適度な緩みを持たせて結ばなければならない点など，一定の経験と技術を要する術式である[2)4]．さらに，筆者の経験では，皮下を通す際にマーキングのラインを通しているつもりでも，開瞼して確認してみると微妙に作成した重瞼線がマーキングとずれていることがある．これは，自分の感覚と実際に針が通っている位置のずれや，術者の癖のようなものが原因と考えるが，症例を重ねることで改善できる．本法は，術者にある程度の経験や技術が必要であるが，適切に行えば安定した結果が得られ，また，抜糸も比較的容易であることから，有用な術式の 1 つであると考える.

参考文献

1) 廣比利次：埋没法による重瞼術．形成外科．**50**(9)：985-994，2007.
2) 横谷仁彦，相川佳之：クイックコスメティーク法　経結膜的埋没法重瞼術 1700 例の検討．日美外会誌．**50**(2)：79-82，2014.
3) 市田憲信：結膜側結紮法による新しい埋没式重瞼術．日美外報．**14**(4)：193-201，1992.
4) 恵　義和：皮膚に傷を作らない経結膜埋没法重瞼術．日美外報．**17**(4)：185-192，1995.
5) 廣比利次ほか：② 眼瞼の美容外科 2)重瞼術：埋没法―私の方法 ②―．形成外科．**54**：S120-S128，2011.
6) 牧野太郎ほか：【眼瞼の美容外科　手術手技アトラス】Multiple knot 法．PEPARS．**87**：12-20，2014.
7) 石井秀典：【眼瞼の手術アトラス―手術の流れが見える―】埋没重瞼術　埋没糸連結法．PEPARS．**171**：8-18，2021.
8) 保阪善昭，清水祐紀：重瞼術の標準的方法．形成外科．**50**：S251-257，2007.

大好評！

公益社団法人 **日本美容医療協会**の
推薦図書に選ばれました！

美容医療の安全管理と
トラブルシューティング

PEPARS No.**147**

2019年3月増大号

編集／福岡大学教授　大慈弥裕之

非手術的美容医療に伴う合併症やその予防を網羅！
これから美容医療を始める人だけでなく、
　　　すでに行っている人もまずは一読を！！

オールカラー　B5判　192頁　定価5,720円（本体5,200円＋税）

I. 各種治療の安全管理とトラブルシューティング

ナノ秒レーザー／ピコ秒レーザー　／河野太郎ほか
レーザーを使ってはいけない皮膚疾患　／山田秀和
IPLによるリジュビネーション治療における問題点と解決策　／根岸　圭
レーザー脱毛　／木下浩二ほか
フラクショナルレーザー　／大城貴史ほか
高周波（RF）治療の合併症と回避法　／石川浩一
ヒアルロン酸注入　／古山登隆
＜コメント＞　ヒアルロン酸注入治療安全マニュアル　／西田美穂ほか
ボツリヌス毒素製剤使用の安全性とトラブルシューティング　／青木　律
脂肪注入　／市田正成
PRP療法の安全管理とトラブルシューティング　／楠本健司
安全にスレッドリフトを行うために　／鈴木芳郎
合併症を避けるための顔面解剖　／牧野太郎
非吸収性フィラー注入後遺症の診断と治療　／野本俊一ほか

II. 安全な美容医療を行うための必須事項

美容医療材料・機器のための制度設計　／秋野公造
広告規制と美容医療　／青木　律
特定商取引法と美容医療　／石原　修
再生医療法と美容医療　／水野博司
美容医療と訴訟　／峰村健司ほか

更に詳しい情報、
各論文のキーポイントは
こちら!!

 (株)全日本病院出版会

〒113-0033　東京都文京区本郷3丁目16番4号
TEL：03-5689-5989　　FAX：03-5689-8030

 | 全日本病院出版会 | 検索 |

公式 twitter　@zenniti_info

PEPARS No.189 : 53-62, 2022

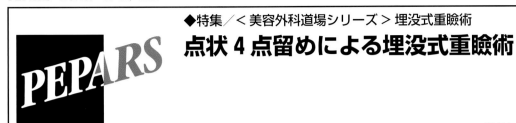

◆特集／＜美容外科道場シリーズ＞埋没式重瞼術

点状4点留めによる埋没式重瞼術

野町　健*

Key Words：埋没法(buried suture technique)，皮膚瞼板固定法(skin-tarsal fixation)，重瞼手術(double eyelid surgery)，デザイン(design)，術前シミュレーション(surgical simulation)，最小限の侵襲(minimum invasive)

Abstract　筆者は主に点状4点留めによる埋没式重瞼術を採用している．座位にて2本のブジー先端を用いてデザインする．メスを用いずに皮膚側の通糸点を鈍的に作成してから通糸する．瞼板側は矢状方向に1mm離して通糸し，瞼板の横方向の弯曲を最小限にしている．男結びで6回結紮する．結紮部を眼輪筋内に確実に埋没させるために，通糸前に通糸点に縦穴を作成，通糸時の各段階で針が皮膚に引っかかってないかを確認，ブジーを用いて結紮，糸を切る前後にも結紮を埋没させる手技を行う．全てルーペ下に行う．最大の長所は，ブジーでシミュレーションした輪郭を正確に再現できることだと考えている．

はじめに

　埋没式重瞼術(以下，埋没法)は侵襲が少なくダウンタイムが短いため，広く行われている重瞼手術の手技である．一般的に容易な手技の印象を持たれているが，よりよい結果を安定して得るためには精密なデザインと精緻な手技が求められる手術であると考えている．

　埋没法はバリエーションが多く，術者の考え方や技量により，非常に多くの選択肢がある[1~3]．

　筆者が埋没法を行う上で心掛けていることは，

- 内出血・腫れを最小限にすること
- 治療による瞼板の弯曲を最小限にすること
- 結紮部を確実に埋没させて皮膚表面から透見しないこと，埋没部の皮膚が陥凹しないこと

- デザイン時のシミュレーションを正確に再現すること
- 効果の長期的保持ができること

である．

　以上を考慮して筆者は，主に点状4点留めによる埋没式重瞼術(瞼板法で皮膚側結紮)を採用している．最大の長所は，ブジーでシミュレーションした重瞼線を正確に再現できることであると考えている．

　故田嶋定夫先生の言葉ですが，「手術の過程には数多くの分岐点があり，それぞれに多くの選択肢がある．1つの選択肢を選ぶ時，常にその理由を考えなさい．全ての分岐点で考えなさい」．埋没法を行う時にも思い出す言葉です．

　本稿で紹介する考え方や手技が，読者の治療の幅を広げる一助となれば幸いです．

　なお，手術手技の説明に用いた図(図2~9)は，両側上眼瞼の写真が混在しています．よりわかりやすい写真を選んだためです．ご了承ください．

* Takeru NOMACHI, 〒530-0001　大阪市北区梅田2丁目4番7号　桜橋ニコービル2階　ヴィヴェンシアクリニック，院長

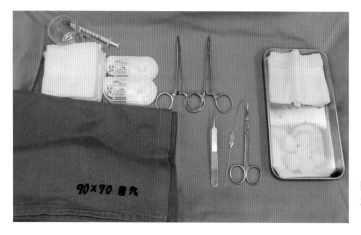

図 1.
準備物品(清潔エリア)

準備物品(図1)

1．非清潔エリア

- 涙管ブジー(ボーマン氏涙管消息子 02-03，イナミ® 社製)2 本：02 側先端から 1 cm で 45°に屈曲(清潔エリアで使用するブジーと同じ形状)
- ゲルインクペン(シグノ 0.38 mm キャップ式；以下，シグノ)：デザイン時に用いる．ピンポイントで乗りがよく，しかも水を含ませた綿棒で容易に消すことができるため，下書きに適している．
- 油性ペン(マッキー青色超極細；以下，マッキー)：デザインの上書きに用いる．
- カリパー，定規
- 2.5 倍サージカルルーペ(デザイン時)
- 4.5 倍サージカルルーペ(手術時)
- 33 G 4 mm 針 + 1 ml シリンジ
- アドレナリン添加リドカイン(キシロカイン®注射液「1%」エピレナミン(1：100,000)含有：以下，キシロ®)

2．清潔エリア

- ベンザルコニウム塩化物(0.05 W/V%ヂアミトール® 水；以下，ヂアミ®)
- 15×7 cm の穴を開けた覆布(90×70 cm)
- 7-0 または 8-0 非吸収糸丸針両端針：ポリビニリデリンフルオライド糸(アスフレックス)，またはナイロン糸
- ヘガール持針器　2 本
- 超極細マイクロ鑷子45 度曲　1 本
- 涙管ブジー(太さ：02)1 本　先端から 1 cm で 45°に屈曲

- 33 G 4 mm 針 + 1 ml シリンジ + キシロ®
- ガーゼ

手術の実際

1．クレンジング

メイクオフ，最後に水拭きして，皮脂や眼脂を除去する．皮脂などの脂肪分が眼瞼皮膚上にあると，デザインが乗りにくいためである．この時に眼科用表面麻酔剤(ベノキシール®)を点眼する．

2．検査・診察

座位で行う．

当院では，初診日同日の手術は行わない．初診時に一通りの診察と検査を行うが[4]，手術当日にも改めて検査する．日によっても時間帯によっても，眼瞼の機能や形態が変化するため，できるだけ多くの機会に検査を行う方がよいと考えているためである．

挙筋能などの眼瞼機能を検査精査し，また患者が希望する重瞼線を確認する．メイクをしている状態や10年前などの写真があれば，希望の重瞼線をより正確に理解するための参考になる．眼瞼下垂症状があれば，経結膜的挙筋腱膜タッキング術[5][6]を用いて，埋没法を眼瞼下垂症状に対し補助的に用いることもできる．

瞼縁や予定重瞼線付近に，麦粒腫等による瘢痕拘縮などが，余剰な皮膚に覆われて隠れている場合がある．通糸時に不適切な位置の皮膚や皮下組織に通糸した場合，皮膚が撚れる(偏位する)ことがあるが，瘢痕拘縮と見分けがつきにくいので，術前にその有無を確認しておくことも必要と考えている．

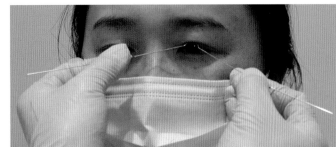

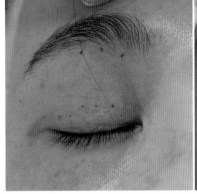
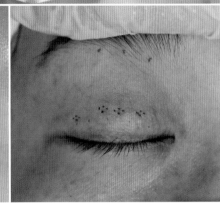

図 2.
デザイン（症例 1）
　a：必ず座位でデザインしている.
　　患者の視線は第 1 眼位
　b：座位でのデザイン完了. 赤色
　　のゲルインクペンでデザイン.
　　元の重瞼線を黒点でマークして
　　いる. ポイントする点（通糸点）が
　　一直線上に並ばないこともある.
　c：臥位でもデザインを確認. 油
　　性ペンでマーク

3．デザイン（図 2）

　座位で行う. 患者と術者の視線の高さを同じに
する. 開瞼時, 患者の視点（第一眼位）を, デザイ
ンする医師の眉間付近に固定する. この時, 2.5
倍サージカルルーペを使用している. 裸眼でのデ
ザインに比べて, より繊細にデザインすることが
できる.

　2 本のブジー先端を上眼瞼皮膚に当て, 最も綺
麗に重瞼線が入る点・ラインを見つける. この点
に通糸すると糸への負担が少なく, ひいては後戻
りが少なくなる. 0.5 mm 単位, あるいはそれよ
り細かくブジー先端を動かし, これらの点を見つ
けシグノでマークする. 3 または 4 点で留めるこ
とが多い. 点の数が多いほど, きれいなラインを
形成でき, かつ 1 点あたりの糸への負担が減り重
瞼線が長持ちすると考える.

　ブジー先端でのシミュレーションだけでなく,
ブジーの直線部分（1 cm 部分）を皮膚に押し当て,
重瞼線の再現性を確認する. さらに, いろいろな
シミュレーションを行って, 最も適切なラインを
見出す. また, 眼瞼下垂がある場合には両側の予
定重瞼線に同時にブジーを当てると開瞼抵抗が減
り, 眉毛挙上（前頭筋収縮）が変化することもある
ので注意が必要である.

　見た目の重瞼幅（pretarsal show）を最も綺麗に
表出するために, 特に余剰皮膚が多いケースで
は, ポイントする点が直線上（あるいはゆるやか
な曲線上）に並ばないこともある（図 2-b）.

　患者にデザインを鏡で確認してもらう際には,
真正面（第一眼位）で行う. 術者が最も綺麗に感じ
る重瞼線と, 患者の希望する重瞼線との間で, 重
瞼線を設定することになるが, この時の重瞼線の
設定が最も重要で, 15 分以上かかる場合もある.
デザインしながら, 結紮の強さなども決める. そ
のため, 術者自身がデザインをしなければならな
い. ここで臥位になり, ブジーを用いてデザイン
を再確認する.

　ここからは筆者は 4.5 倍ルーペを使用している.

　デザインが決定すれば, マッキーでマークす
る. 下書きでマークした点より 0.5 mm 頭側に通
糸点（刺出点）を設定する. ブジーでシミュレー
ションした重瞼線の高さより術後はわずかに下が
ることが多いためである. 加齢変化による後戻り
の予防にもなると考えている. マークは, 通糸点
を囲むように 4 点マークする. そうすることで,
通糸点にはインクが残らず, 手術による外傷性刺
青を予防できる. 座位でマークした点（赤点）が 4
点マークの尾側点と一致している（図 2-c）.

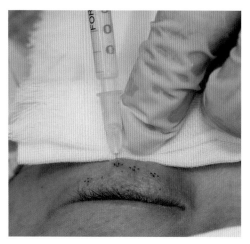

図 3. 局所麻酔
通糸点(刺出点)に 34 G 針を刺入

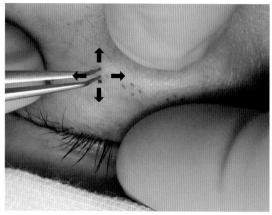

図 4. 通糸点作成
局所麻酔で刺入した点に眼輪筋中層まで鑷子を挿入して 4 方向(全周性)に広げる.

4．局所麻酔(図3)

消毒覆布前に局所麻酔を行う．消毒・覆布などの時間を用いて，エピネフリンによる血管収縮効果を出すためである．刺入部のみヂアミ®で消毒する.

皮膚側：設定した通糸点に局所麻酔針を垂直に刺入し，1か所あたりキシロ® 0.05～0.1 ml を注入する.

結膜側：徒手的に上眼瞼を翻転して瞼板上縁付近に 0.2～0.3 ml 注入する.

34 G 針を用いることで，局所麻酔時の内出血の確率が減る．ゆっくりと針を進め，血管を避けるように注意する．ごく少量注入し，10秒待ってからゆっくりと追加注入すると麻酔注入の痛みが軽減される．抜針する際に，皮膚や結膜を針先端が通過するところは，針を動かすのではなく，皮膚や結膜を反対側に動かすことで真っ直ぐに針を抜くことができ，出血の機会が減る.

5．消毒・覆布

ヂアミ®で消毒している.

6．皮膚側の通糸点を作成(図4)

局所麻酔時に 34 G で刺入した点(通糸点)に鑷子を眼輪筋中層まで挿入して，鈍的に左右および頭側尾側の 4 方向(全周性)に広げて，結紮部が収まる縦穴を作る．メスは用いない．出血を減らす

ためである.

7．通 糸(図5)

針の先端から 3/4 付近を持針器で把持する.

徒手的に瞼板を翻転して，瞼板上縁から 1/4 付近の瞼板に針を刺入し翻転した瞼板を戻しつつ，皮膚側通糸点に針先を出す．その際，あらかじめ作成しておいた皮膚側の通糸点の 2 mm 程度水平方向側方へ向かい，一旦針先を皮膚に当て，少し戻して眼輪筋内を通して，通糸点から針を出す．針を抜く前に，針先を 4 方向に動かして針が真皮にかかってないかを確認してから，針で眼球を損傷しないようにするために，左示指と中指で針の中央部が下眼瞼の上に乗る位置まで上眼瞼を針ごと尾側に移動させる．一旦，持針器から針を外し，針先 1/4 付近を把持し，針による角膜損傷を防ぐため，針を眼球から離すよう腹側に針と上眼瞼を 5 mm 程度持ち上げてから，針を抜く．再び上眼瞼を翻転して，1点目の 1 mm 尾側の瞼板に刺入し，2針目も同様の操作を行う．この際，2針目は 1針目と反対側の水平方向に眼輪筋層を通し，同じ穴から針を出す．つまり瞼板側は縦方向(矢状方向)，皮膚側は水平方向に糸の両側を通糸する．そのため，糸は瞼板側と皮膚側で 90°のねじれがあるが微小なので問題ない.

糸を軽くしごいて，引っかかりがないか，結膜

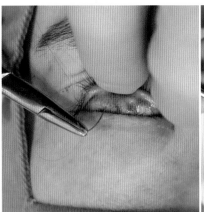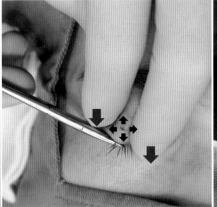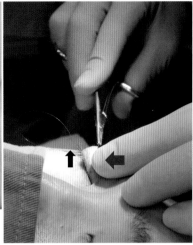

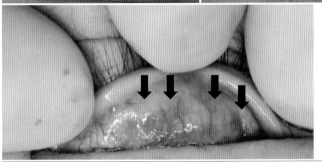

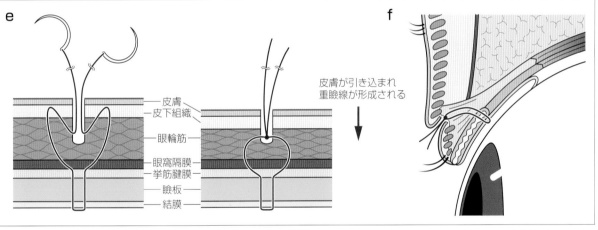

皮膚が引き込まれ
重瞼線が形成される

皮膚
皮下組織
眼輪筋
眼窩隔膜
挙筋腱膜
瞼板
結膜

図 5. 通糸

a：瞼板上縁から1/4付近の瞼板に刺入する.

b：上眼瞼を用手的に尾側に引き下ろし(赤矢印)，針が真皮に引っかかってないか
　4方向に(黒矢印)針を動かして確認する.

c：上眼瞼を用手的に尾側に引き下ろしたまま(赤矢印)，針を下眼瞼皮膚に下ろし
　てから持針器から針を外す，針先1/4付近を再び把持，針で眼球を損傷しないよ
　うに腹側に針を持ち上げてから(黒矢印)，針を眼瞼から抜く.

d：4点通糸後(結膜側)

e，f：シェーマ

側で糸がたわんでいないかを確認する.

　同様に残りの3点，合計4点/片側で同じ操作を
行う．反対側も同じ操作を行う．この時点で，一
度開瞼してもらい，想定通りの重瞼線が作成でき
ているかを確認する．通糸時に，角板や金属製コ

ンタクト(アイガード®)を用いると，より安全で
ある.

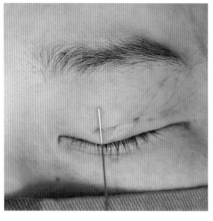

図 6.
結紮
ブジーを用いて結紮

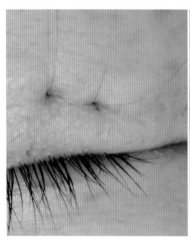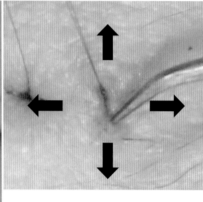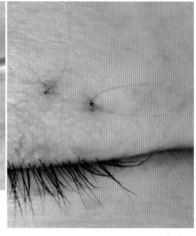

図 7. 結紮部埋没

a|b|c

a：埋没前
b：鑷子でカウンタートラクションをかけつつ，4 方向に糸を引いて，結紮部
　が真皮に引っかかってないか確認する．
c：結紮部が縦穴にすっぽり入った状態

8．結　紮（図 6）

針糸接合部の糸側で両端針を切る．

糸のねじれがあれば，それを直した後で，ブ
ジーを通糸点上の糸と糸の間に置く．ブジーで皮
膚を強く押さない．結紮の強さが不正確になるた
めである．2 回結紮し，ブジーを抜いたのち増し
締めし，さらに 4 回結紮し男結びで合計 6 回結紮
する．他も同様に結紮する．ブジーを用いる理由
は，結紮の過程で真皮組織などが糸に絡まないよ
うにするためである．合計 6 回結紮する理由は，
万一少し解けても完全には解けず，結紮が残るた
めである．2 回目の結紮および増し締めの段階で，
結紮の強さをコントロールしている．筆者は玉結
びより男結びの方が，結紮の強さをコントロール
しやすいため，男結びを採用している．

9．結紮部の埋没（図 7）

糸を切る前に，糸を引きつつ（カウンタートラ
クションをかけて），鑷子先端を通糸点に挿入し
て結紮部が真皮などに引っかかってないか，4 方
向で確認する．結紮がすぽっと縦穴（通糸点筋層
内）に埋没したことを確認する．結紮部が皮内や
皮膚直下に留まると，同部が隆起したり皮膚から
結紮部が透見されたりするため，これを防ぐため
である．

座位で重瞼線を確認する．

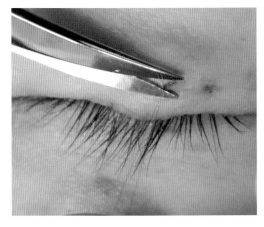

図 8.
糸切り
切り取る側の糸を V 字に開いて,
結紮のすぐ上を切る.

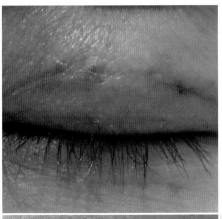

図 9.
通糸部の経過
　a：術後 1 日
　b：術後 7 日
　c：術後 7 日(結膜側). すでに
　　糸は埋入されつつある.

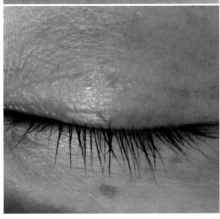
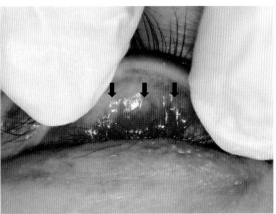

10. 糸切り(図 8)

　再び臥位にする. 糸のねじれがあれば, それを
直した後で, 結紮部付近を孔から引き出して結紮
部ぎりぎりで糸を切る. 切り取る側の糸を, 結紮
部を支点とした V 字型に開くと, 切断する部位を
より明瞭に確認できる. 再度, 鑷子を用いて, 結
紮部が周囲組織と引っかからずに縦穴に入り込ん
でいること確認.

　座位で最終確認をして手術を終了する. セミ
ファーラ位にて患部を 30 分程度冷却する.

11. 結紮の強さ・埋没について

　埋没糸は, 瞼板, 眼瞼挙筋腱膜, 眼窩隔膜, 眼
輪筋に通糸されており, 隔膜腱膜合流部から眼輪
筋を穿通して重瞼線を形成する線維を再現してい
ると考えている[7].

　皮膚と眼輪筋は比較的強固に付着している. そ
のため, 眼輪筋組織を引き込む緊張力が埋没糸に
あれば, 重瞼を形成することができ, 必ずしも真
皮直下を通糸する必要はないと考える. むしろ,
真皮や真皮直下を通糸しないことで, 柔らかい自

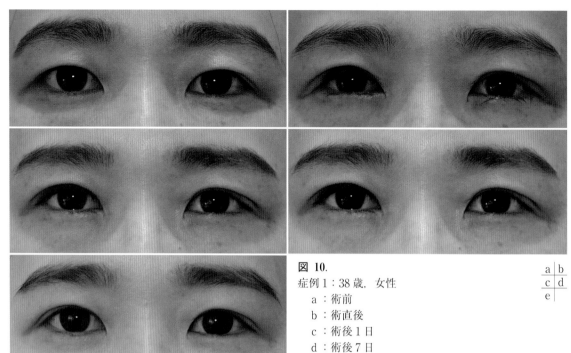

図 10.
症例1：38歳，女性
　　a：術前
　　b：術直後
　　c：術後1日
　　d：術後7日
　　e：術後3か月

a	b
c	d
e	

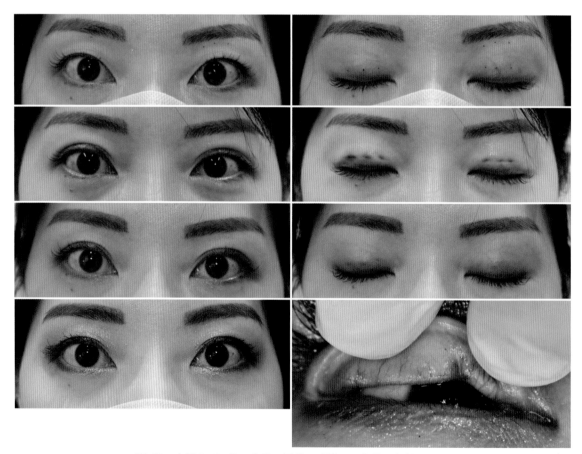

図 11. 症例2：36歳，女性．同様の手技で3点留めを行った．

a：術前開瞼　　　　　　　　　b：術前閉瞼・デザイン
c：術直後開瞼　　　　　　　　d：術直後閉瞼
e：術後8日開瞼　　　　　　　f：術後8日閉瞼
g：術後4か月開瞼（メイクあり）　h：術後4か月結膜側．結膜側に糸の露出はない．

a	b
c	d
e	f
g	h

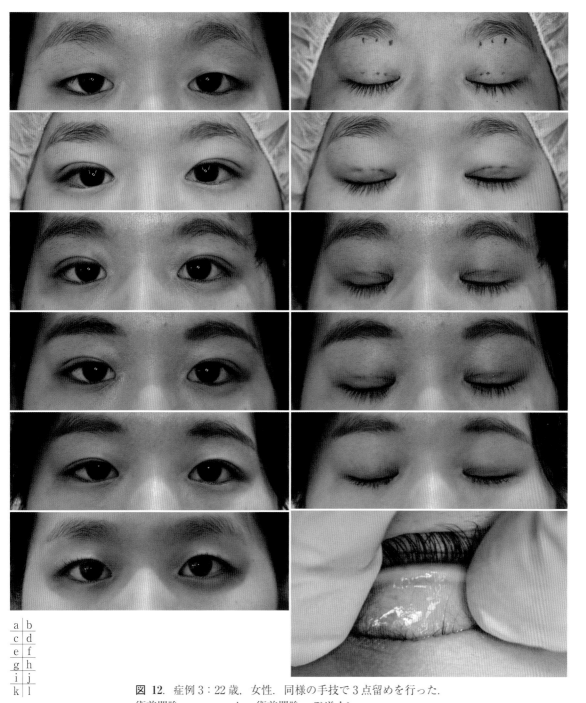

図 12. 症例 3：22 歳. 女性. 同様の手技で 3 点留めを行った.

a：術前開瞼 b：術前閉瞼・デザイン
c：術直後開瞼 d：術直後閉瞼
e：術後 1 日開瞼 f：術後 1 日閉瞼
g：術後 1 週間開瞼 h：術後 1 週間閉瞼
i：術後 3 か月開瞼 j：術後 3 か月閉瞼
k：術後 4 年開瞼 l：術後 4 年結膜側. 結膜側に糸の露出はない.

然な重瞼線を形成できると考えている.

　埋没法術後に結紮部が皮膚表面から透見される症例は,真皮直下に結紮が埋没されており,埋没糸の緊張力が弱いことが多い.また,埋没法術後に結紮部が皮膚表面から透見されない症例に切開手術を行った時,結紮部を含め,埋没糸は眼輪筋中層より深層で確認されることが多い.術後にIce-wiring効果で埋没糸が徐々に深く入り込んでいった結果,重瞼線が消失するのであれば,結紮の段階で目標とする深さに埋没糸を留置し,それでも重瞼線が取れないように留める点を増やす方がよいと考えている.

12.瞼板側を1mm離して縦に通糸する理由

　瞼板のたわみ・変形は,角結膜損傷の一因になり,また横方向にたわむと上眼瞼が腫れて見えやすいと考えている.そのため瞼板側は糸を縦に1mm程度離して通糸して比較的強めに結紮することで,Ice-wiring効果により通糸部の結膜側露出がなくなり,かつ瞼板のたわみ変形を最小限にして,角結膜損傷の確率を減らすことができると考えている.

　デザイン時にブジー先端を上眼瞼皮膚に押し当てて重瞼線をシミュレーションするが,それを埋没糸で再現する力加減こそが,最適な結紮の強さであると考える.

　また,結紮の強さの加減は,皮膚側・結膜側とも想定した深さに糸が埋没される上でも重要である.眼輪筋中層～瞼板上挙筋腱膜下に埋没糸が留置され,かつ糸が適度な緊張を維持している状態を筆者は目標としている.「埋没法の糸が外れる,後戻りする」最大の原因は,軟部組織に糸が埋入して緊張力が落ち,皮膚を引き込めなくなるからであると考えられている[5].術者自身の結紮の強さが適切であるかどうか,簡便と考えられている

埋没法といえども,長期的に観察してこのことを確認する必要があり,技量を上げる上で大切であると考えている.

参考文献

1) 鶴切一三:【眼瞼の美容外科 手術手技アトラス】埋没式重瞼術:皮膚瞼板固定法.PEPARS.**87**:1-11, 2014.
　Summary　埋没法の基本手技だけでなく,術前デザインについて詳記されている.
2) 百澤　明:【眼瞼の手術アトラス―手術の流れが見える―】埋没式重瞼術基本法.PEPARS.**171**:1-7, 2021.
　Summary　埋没法の基本手技について,多くの写真付きでわかりやすく記載されている.
3) 藤本卓也,土井秀明:【美容外科の修正手術―修正手術を知り,初回手術に活かす―】重瞼術(埋没法)の幅変更.PEPARS.**176**:1-7, 2021.
　Summary　埋没法の術式分類について詳記されている.
4) 村上正洋:【眼瞼下垂手術―整容と機能の両面アプローチ―】筆者の行っている眼瞼下垂手術のチェックポイント.PEPARS.**160**:1-11, 2020.
　Summary　眼瞼手術前後に行うべき検査,評価の方法について,詳記されている.
5) 前多一彦:【眼瞼下垂手術―整容と機能の両面アプローチ―】皮膚を切らない眼瞼下垂手術.PEPARS.**160**:34-46, 2020.
　Summary　経結膜的挙筋腱膜タッキング術の詳細な術式が,多くの症例写真とともに記載されている.
6) 清水雄介:経結膜的挙筋腱膜タッキング術.眼手術学.野田実香編著.309-317,文光堂,2013.
　Summary　経結膜的挙筋腱膜タッキング術の術式が詳記されている.私の術式とほぼ同じである.
7) 高見昌司:【眼形成のコツ】上眼瞼の機能解剖に基づいた切開式重瞼術.OCULISTA.**12**:37-48, 2014.
　Summary　重瞼の機序について機能的な面でも考察されている.

PEPARS　No.189：63-70, 2022

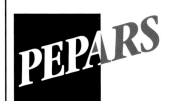

1本2点留めによる
シンプル埋没式重瞼術

長坂優香*1　百澤　明*2

Key Words：二重(double eyelid), 重瞼術(double eyelid blepharoplasty), 埋没式重瞼術(buried double eyelid blepharoplasty), 皮膚瞼板固定法(skin-tarsal fixation)

Abstract　二重瞼は上眼瞼挙筋腱膜から伸びる線維が皮膚に付着し, 開瞼に伴う挙筋腱膜や瞼板の動きによって皮膚が折りたたまれることで作成される. 東洋人は上眼瞼に厚みがあり重瞼ができにくいため, 本邦において重瞼術は美容外科領域で最も行われる手術の1つである. その中で埋没式重瞼術はダウンタイムが短いこと, 費用が比較的安価であることなどを理由に患者からの人気が高い術式である. またいつでも術前の状態に戻すことができることも埋没法の最大の利点である. しかし「仮縫い」の状態であるため後戻りしやすいので, 長持ちさせるために糸のかけ方や本数などで多様な工夫が報告されている. 本稿では最も基本的かつ簡便な1本2点止めの皮膚瞼板固定法による埋没式重瞼術について, 手術手技と留意すべきポイントについて説明した.

はじめに

　二重瞼とは, 上眼瞼挙筋腱膜から伸びる線維組織が眼輪筋の間を通って皮膚に付着し[1], 開瞼に伴う挙筋腱膜や瞼板の動きによって皮膚が折りたたまれて作られる構造である. 西洋人は上眼瞼前面が薄く重瞼になりやすいが, 東洋人は上眼瞼組織が厚いため, 重瞼になりにくい[2]. 本邦において重瞼術は美容外科領域で最もよく行われる手術の1つである. 埋没式重瞼術(以下, 埋没法)は, 簡単に言えば仮縫いするだけの術式であるため, 出血や腫脹, 瘢痕が目立たず, 手軽な重瞼形成を希望する患者からの人気が高い. しかし仮縫いの状態であるため, 固定力が弱く後戻りしやすい術式でもある. 埋没法において重瞼線の消失は最大の欠点であるとされる一方で, 術後に患者本人が気に入らない場合, 埋没糸の感染や異物反応が起こった場合などに, 埋没糸の抜糸を行えば元の状態に戻せることは切開法重瞼術にはないメリットである. 重瞼を長持ちさせるために糸の連結や数本での固定など多様な術式が存在するが, 術式が複雑になると抜糸が難しくなる. 10人の美容外科医の埋没式重瞼術をみれば10通りになるほど様々な術式があるが, 我々はいざとなったら抜糸して元に戻しやすいシンプルな術式を選択している. 本稿では, 我々が基本としている埋没法について述べる.

*1 Yuka NAGASAKA, 〒409-3898　中央市下河東1110　山梨大学医学部附属病院形成外科, 医長
*2 Akira MOMOSAWA, 同, 特任教授

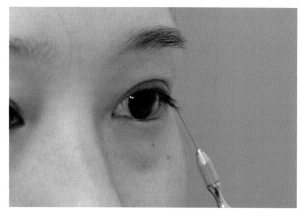

図 1.
術前シミュレーション
座位で鏡を持たせ，涙管ブジーを用いて術前
のシミュレーションを行う．

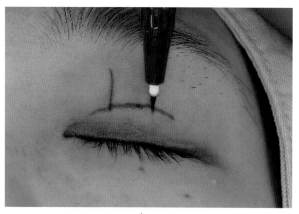

図 2.
デザイン
内眼角-外眼角間を 3 等分する点をマーキン
グする．およそ内眼角部から 10 mm 程度，そ
の点から 10 mm 程度の点をマーキングして
いる．

手術手技

1．術前シミュレーション

座位にして鏡を持たせ，涙管ブジーを用いて術前のシミュレーションを行う．ブジーは優しく当てるようにし，決して強く押し上げるようにしてはいけない．ブジーを当てたラインをペンでマーキングする(図 1)．

2．デザイン

手術台に仰臥位となったら，まず，点眼麻酔を行う．

先ほどマークしておいた印を通る重瞼線を描く．内眼角から外眼角間を 3 等分する点をマーキングする．筆者はおよそ内眼角部から 10 mm 程度，その点から 10 mm 程度の点を固定点としている．内眼角部から約 5~7 mm の位置に瞼板の内側縁がありそれより内側には瞼板は存在しない[3]ため，内側の固定点は内眼角部から 10 mm 程度は離れた点としている(図 2)．

3．術前の最終確認

局所麻酔を行う前に，デザインした線がブジーでシミュレーションした重瞼線と一致するか，内眼角贅皮と干渉しないかなどを確認する(図 3)．

4．局所麻酔

局所麻酔は 1~2% のエピネフリン入りリドカインで，32 G 針を用いて行う(図 4)．血管を避けて注入するように留意する．筆者は皮膚通糸部と結膜側にそれぞれ 2~3 か所ずつ注入している．術後の腫脹を予防するため局所麻酔の量は片眼で合計 0.1 ml 程度である．

5．皮膚小切開

外側のマーキング部位に 11 番メスで 1~2 mm 程度の皮膚切開を置く(図 5)．慣れない場合は内側も同様に皮膚切開を置いてもよい．

6．ポケット作成

糸を皮下に確実に埋入させる目的で，皮下組織を鑷子で剝離するか，あるいはさらに眼科剪刀などで一部切除し眼輪筋の層まで届くポケットを作成する(図 6)．

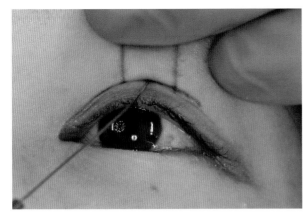

図 3.
術中の最終確認
局所麻酔を行う前に，デザインしたラインが
ブジーでシミュレーションした重瞼線と一致
するか，内眼角贅皮と干渉しないかなどを確
認する．

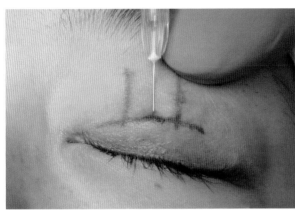

a．皮膚側の注入   b．結膜側の注入
図 4. 局所麻酔
32 G 針を用いて，局所麻酔を施している．結膜側では筆者は母指と示指でピンチして注入している．

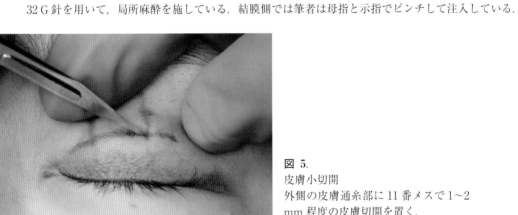

図 5.
皮膚小切開
外側の皮膚通糸部に 11 番メスで 1〜2
mm 程度の皮膚切開を置く．

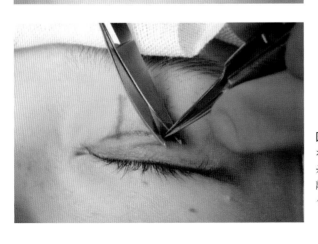

図 6.
ポケット作成
糸を埋入させる目的で，皮下組織を剝
離子，眼科剪刀などで一部切除しポ
ケットを作成する．

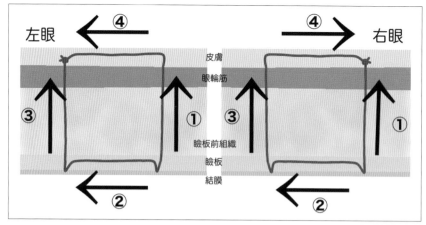

図 7. 通糸の順序
筆者は右利きであるため，このような順序で通糸している．

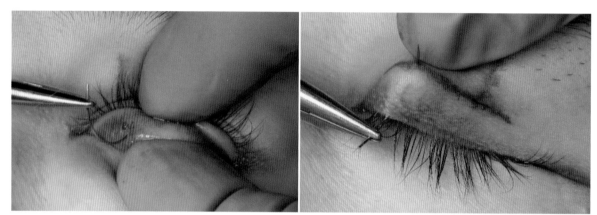

図 8. 皮膚への通糸（1 回目）
瞼板を翻転させ，結膜側より針を垂直に刺入する．瞼板を戻し，マーキングに対応
する点から針を出す．

a｜b

7．通糸の手順

　筆者は右利きであるため，右眼は外側から内側，左眼は内側から外側の順に通糸している（図7）．

　糸は7-0青ナイロン糸（19 mm両端3/8弱弯針）を使用している．

　瞼板を翻転させ，結膜側より針を垂直に刺入する（図8-a）．筆者は瞼板法を採用しているので，瞼板を貫くようにしている．翻転した瞼板を戻し，マーキングに対応する点から針を出す．内側皮膚に小切開を置かない場合は，刺入部皮膚を四方に軽く引っ張り，針穴の拡張を行うとよい（図8-b）．針を抜き取る際には，針の末端で眼球を損傷しないよう十分に留意する．

　再び瞼板を翻転し，前操作と反対側の針を結膜側から瞼板に刺入し，瞼板を横方向に通糸する（図9）．この時，前刺入点から2 mm以内の，なるべく近い部位から刺入する．離れた部位に刺入すると結膜側の糸露出のため角膜損傷などを起こす可能性がある．

　そのまま左手で瞼を把持したまま，先ほど瞼板を横方向に通した針を，同様に結膜側から皮膚側へ通す（図10）．結膜側からの刺入は，最後に針を出した点から先ほどと同様2 mm以内でなるべく近い部位から刺入する．針を抜き取ったのち，必ず再度瞼板を翻転させ，正しく通糸できているかを確認する．特に左眼の外側の通糸はズレやすいので，必ず確認する．2 mm以上ズレていれば，

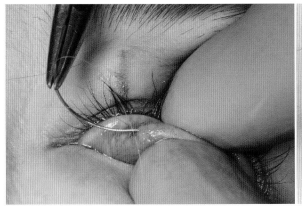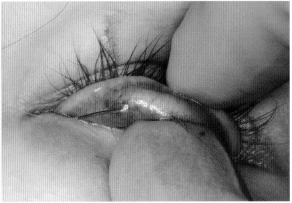

図 9. 瞼板への通糸
再び瞼板を翻転し，前操作と反対側の針を結膜側から瞼板に刺入させ，瞼板を横方
向に通糸する．

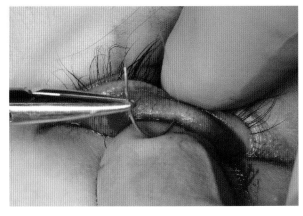

図 10.
皮膚への通糸（2 回目）
1 回目と同様に，結膜側から皮膚側へ通糸する．

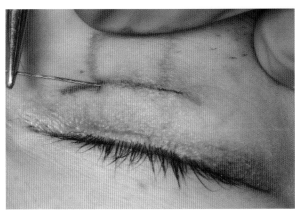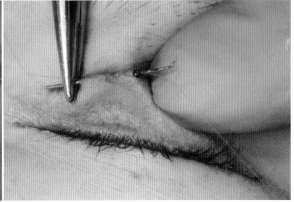

図 11.
針を直針化したのち，拡張した針穴から刺入し，外側の皮膚切開部まで通糸する．

結膜側の糸の露出が問題となる可能性があるので
抜糸して再度やり直す．
　次に，針を持針器で直針化したのち，拡張した
針穴から（この場合，左右とも内側の固定点とな
る）刺入し，外側の皮膚切開部まで通糸する（図

11）．皮下の通糸は比較的浅めに，しかし真皮にか
かったり透見したりしない程度に行う．外側皮膚
切開部から針を抜き取るが，この後の結紮部の埋
入を容易にするために最後の 2~3 mm は針先を
やや深めに通しておく．

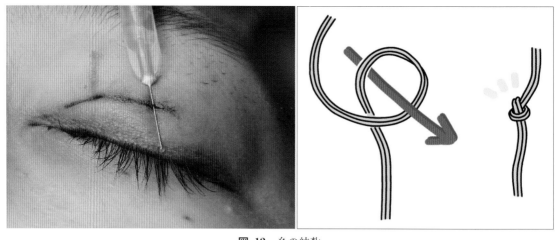

図 12. 糸の結紮

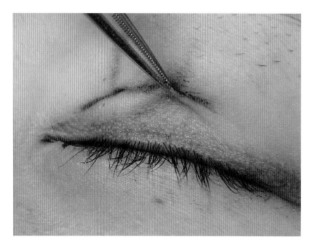

図 13.
結紮部の埋入
作成したポケットにしっかり結紮部を埋
入させる.

8. 糸の結紮と糸切り

注射針を縦方向に置き, 結紮を行う(図12). 2本の糸を合わせて結び, 追加で1〜2回の単純結紮を加える. このように, 筆者は玉結び＋単純結紮を選択している. これは, 適度な緩みを持たせやすく, かつ結紮部が比較的小さいからである. 結紮部から0〜1 mm 程度離れた位置で糸を切る.

9. 結紮部の埋入

最後に作成したポケットにしっかり結紮部を埋入させる(図13). この埋入が不十分であると, かなりの確率で後日, 結紮部が露出することになるので, 特に注意してしっかり埋入させる. 真皮に引っかかって埋入しない時は潔く諦めて, もう一度かけ直す決断も必要である.

考 察

埋没法は大まかに分けると, 瞼板法と挙筋法がある. 前者は結膜側の瞼板から通糸する方法で, 後者は挙筋に通糸する方法である. 挙筋腱膜から眼輪筋間挙筋法は本来の重瞼構造に近似する反面, 医原性眼瞼下垂のリスクがある[4]ため, 筆者は原則として瞼板法で行うようにしている.

埋没法を行う際には術前の準備が肝要で, 特に本術式の十分な説明と患者の理解, シミュレーションが非常に重要である. 眼輪筋や眼窩脂肪などの組織量の少ない上眼瞼(薄い眼瞼)や患者の希望する重瞼幅が狭い場合にはよい適応である. 具体的には, シミュレーション時に涙管ブジーを外したあとも重瞼が保持されるような上眼瞼では保持されやすく, 本術式の選択が推奨される. 反対

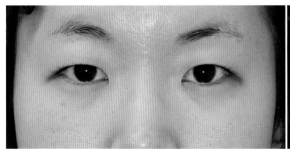
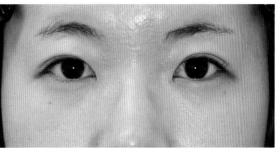

a．術前　　　　　　　　　　　　　　b．術後 6 か月

図 14．症例：25 歳，女性
自然な末広型の重瞼線が形成されている．

に，いわゆる厚い眼瞼や広めの重瞼幅を希望する場合には，重瞼線が消失し得ることを十分に説明しなければならない．また内眼角贅皮(蒙古襞)がある患者で，平行型の重瞼線を希望する場合でも，重瞼線の消失や，時間経過で末広型に変化する可能性を伝える必要がある．どの患者に対しても本術式の特徴や長所，短所をよく理解した上で，インフォームド・コンセントを得る必要がある．

ダウンタイムが短い術式でもあるため，術後の腫脹は極力抑えるべきであると考える．筆者が考えるポイントとしては，局所麻酔の注入量を少なくすることと，出血があっても焦らず即座に指先でピンチし圧迫止血すること[5]が挙げられる．

1．本法の利点と欠点

最もシンプルな術式を選択しているので，他の複雑な方法に比べると若干後戻りが多いと思われる．筆者はシンプルな方法で長持ちする瞼が真の埋没法が適した瞼であり，半年以内に後戻りするような瞼は，切開法の適応と考えている．皮膚切開が 10〜12 mm 程度のいわゆる小切開であれば，手術瘢痕が問題となることはほとんどない．小切開法で吸収糸を使用すれば，長期経過での糸の露出や感染のリスクはなく，糸を何本も使用し何か所も結紮部を作る埋没法よりも，むしろ瞼の健康のためによいと考えている．

2．合併症とその対策

筆者が経験した本法による合併症は，ほとんどが結紮部の露出である．一旦，結紮部が露出すると，埋入させるのはまず無理なので，抜糸して再

手術を行う．感染して炎症を生じている場合には，1 週間以上の期間をおいて炎症の鎮静化を待ってから再手術を行う．他には，稀に結膜側の糸の露出による疼痛，角膜損傷がある．手術時に結膜側の糸が露出していると，術後早期から，異物感や疼痛を訴えられるので，糸をかけ終わった後に必ず結膜側の糸の露出がないことを確認する．また，糸が切れるかあるいは結紮部がほどけて，糸の断端が結膜側に飛び出ていた経験もある．この場合は，たいていの場合，露出した糸をしっかり把持して丁寧に引っ張れば抜糸可能である．

まとめ

埋没式重瞼術は非常に簡便な手技であるが，シンプルであるがこそ，ごまかしが効かない術式でもある．患者の理解とインフォームドコンセント，術前のシミュレーションは非常に重要である．

本術式は低侵襲で簡便な手術であるが，何度も繰り返し行うべきではない．筆者は埋没法を 2 回施行し，それでも重瞼線が消失した場合に切開法を勧めるようにしている．

参考文献

1) 柿﨑裕彦：眼瞼手術に必要な解剖．超アトラス眼瞼手術—眼科・形成外科の考えるポイント—．村上正洋，鹿嶋友敬編著．35-42，全日本病院出版会，2014．
　　Summary　眼瞼の解剖や神経生理から部位別・疾患別の手術まで眼瞼手術について詳細に解説しており，初学者には必読の文献である．

2) 酒井成身, 酒井成貴：埋没法. 美容外科手術—合併症と対策—. 2-4, 全日本病院出版会, 2020.

3) 鶴切一三：埋没法とその問題点. 形成外科 ADVANCE シリーズ II-4　美容外科：最近の進歩(第 2 版). 大森喜太郎編著. 34-44, 克誠堂出版, 2005.

4) 島田幸一：埋没法重瞼術. 顔の美容外科手術. 飯田秀夫編著. 2-19. 日本医事新報社, 2021.

5) 百澤　明：【眼瞼の手術アトラス—手術の流れが見える—】埋没式重瞼術：埋没式重瞼術基本法. PEPARS. 171：1-7, 2021.

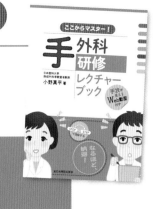
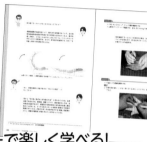

PEPARS　No.189：72-75，2022

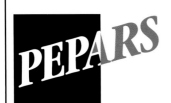

◆特集／＜美容外科道場シリーズ＞埋没式重瞼術

埋没式重瞼法の合併症と抜糸について

和田　亜美*

Key Words：合併症(complications)，抜糸(thread removal)，注意事項(notes)

Abstract　　埋没式重瞼術は手軽さ，自然さの点で重瞼術のなかで最も需要の多い術式である．埋没法では期待を大きく外れた仕上がりになることは少ないが，ちょっとした左右差が出てしまった際などの修正において抜糸が必要となることがある．またアイテープ等の感覚で気軽に抜糸を望む患者も少なくないので必ず必要となってくる手技である．また，合併症については，把握していれば簡単に対処できるものがほとんどである．合併症が生じた際にも抜糸が必要であることが多い．

はじめに

　埋没重瞼法(以下，埋没法)は短時間かつ低侵襲に重瞼を作成することができ，患者にも医師にも抵抗感の少ない術式である．美容外科の分野では誰もが一番初めに習得する手術と言っても過言ではないもののトラブルが全くないわけではない．とはいえ，やはり合併症とは言っても重大なものは少なく，大半が事前に注意点と対策を把握しておけば対処可能なものである．

　また埋没法を行うにあたっては抜糸が必要なシーンにも遭遇するため，必ずできるようにしておくべきである．埋没法の手技自体は容易であるが，持続力や仕上がり，ダウンタイムの短縮を追求し創意工夫を行うクリニックも多く，シンプルに埋没法といっても様々なバリエーションがあるため，抜糸(特に他院で行った埋没法の抜糸)については予想外な苦労を伴うことも多い．

　この稿では埋没法で起こり得る合併症，および抜糸の方法について述べる．

＊ Ami WADA，〒541-0059　大阪市中央区博労町3-4-15　心斎橋博労町ビル3階　La Clinique OSAKA，院長

埋没法の合併症

　埋没法は簡便で合併症の頻度は基本的に低いと考えられる．使用する材料や器具も非常に小さな針や細い糸であるため，不可逆的な後遺症を残すような重篤な合併症は想像し難い．手術中に起こり得るもの，術後早中期経過中に起こり得るもの，術後長期経過中に起こり得るものに分けて述べる．

1．術中に起こり得る合併症

　基本的な手技が多く，術中のトラブルは少ない．しかし，数をこなしていれば必ず遭遇するものとして局所麻酔や運針時などに生じる血腫が挙げられる．また，よほどの不注意でない限り起こる可能性は低いが，運針中の針の先端やかかと部分による眼球損傷が挙げられる．

　血腫は局所麻酔時や運針時に比較的大きな血管を損傷してしまうことにより生じる．程度の差こそあれ誰でも起こす可能性があるものなので，事前に患者にしっかり説明することが大事である．血腫ができてしまった場合，瞼を親指と人差し指で裏表から挟むようにして圧迫するとよいが，ごく稀に著明な血腫を生じることがあり，この場合には同日の手術はあきらめ後日腫れがひいてから

手術を行う方がよい．また状況によっては小切開を加えて減圧したり，電気メスで止血する必要があることもある．

眼球損傷はかなり稀と考えられるが，特に経結膜法の際は注意が必要である．角膜保護板の使用により予防可能である．

2．術後早中期経過中に起こる合併症

A．角膜・眼球結膜損傷

瞼板法による瞼板変形，経結膜法の結紮部の露出，術中に迷入したまつ毛やまつ毛エクステンション，手術に用いた糸の切れ端などの異物によって，術後数日経過してから角膜損傷や眼球結膜損傷を起こすことがある．手術終了時に違和感の有無を確認し，異物がないことを目視することが重要である．目を閉じた状態で，眼球を上下左右に動かしてもらい，「ゴロゴロとした異物感」を訴えるようであれば，異物が入っている可能性を考慮し上眼瞼を翻転させてチェックする．

術後数日経過してから違和感や充血を訴える場合も角膜損傷が起こっていることがあるので，早めの来院を促す．

B．挙筋法埋没重瞼術による眼瞼下垂

挙筋部に糸をかける挙筋法埋没重瞼術を行う際に，糸を強く縛りすぎることにより挙筋が圧迫され，あるいは挫滅し眼瞼下垂が生じることがある．結紮前後に開瞼確認を行い，開瞼の悪化がないかチェックすることで手術中にある程度予防が可能である．ただし局所麻酔が眼瞼挙筋にまで効いてしまっている場合はチェックが難しくなる．また，瞼が厚い場合や脂肪が多い場合，作成した重瞼線が広い場合には術後の腫れが長く，下垂しているように見えることもあるので事前に説明しておく必要がある．術後の軽度の下垂であれば経過とともに改善が期待できるが，1か月ほど経過しても改善しない場合は一旦抜糸を行い，1か月ほど待ってから再手術をすることが望ましい．

3．術後長期間にわたって起こり得る合併症

A．埋没糸感染・露出

埋没した糸の結紮部が皮膚を内側から刺激し結紮部が露出することがある．これは結紮部の埋没が不十分な場合に起こることが多いが，皮膚の厚みや瞼をこする癖などにも影響されるため，あらかじめ起こる可能性を説明しておく．経結膜法でも結紮部が出てくることがある．埋入糸の感染や露出が起きてしまった場合は一旦抜糸しなければなかなか治らないことが多い．抜糸後に炎症が収まった状態で再手術を行う．

B．角膜損傷

主に経結膜法の際に起こる合併症である．

埋没糸露出と同じような機序で，粘膜側の結紮点が露出した場合に角膜を損傷することがある．多くは患者の違和感・痛み・眼球結膜の充血などの訴えを機に発見されることが多い．筆者には，約30年前の埋没糸が眼瞼結膜面に露出し痛みが出現した症例の経験がある．結膜面から抜糸を行ったが，糸の色が退色し透明であったため，糸の同定が非常に困難であった．

明らかに眼球結膜の炎症を伴う場合は抜糸を行ったのちに眼科受診も必要と考える．

C．瘢痕形成

筆者には経験はないが，針刺入部位の瘢痕形成が起こり得る．多くのクリニックで事前に「ケロイド」が問診のチェック項目として挙げられている．ケロイド体質であれば小さな埋没法の傷とはいえ手術は行うべきではない．しかし，患者自身が単なる未成熟の傷跡をケロイドと認識している場合などもあるため，本当にケロイド体質なのか，患者の思い込みや認識違いがないか見極める必要がある．

埋没糸の抜糸

抜糸は様々な場面で必要となることがある手技である．

前項で述べた合併症の場合はもちろん，美容の分野では「気軽に戻せる・幅を変えられる」というイメージの強い埋没法はトラブルがなくても抜糸を希望されることが多々ある．

基本的な方法としては，結紮部をマーキングし

て局所麻酔を行い 18 G 針もしくは 11 番メスで皮膚切開後，結紮部の直下で糸を切離し抜糸する手技である．細かい手技ではあるが，焦らずに行えば特に技術を要するものではない．とはいえ，埋没法が手軽な手術であるがゆえに特殊な状況も多くあり苦労することも多いため，その注意点も含めて述べる．

1．自院で施術した埋没法の抜糸

自院で施術を行った抜糸に関しては困難は少ない．

糸の本数(点数)と結紮部が皮膚側にあるのか，粘膜側を確認し丁寧に結紮部を探すことが重要である．なかなか見つからない場合，臥位になると皮膚のマーキングが頭側に上がることが多いので，切開した直下ではなく少し睫毛側を探すと見つかりやすい．糸がつかみにくい場合はマイクロ鑷子を使用するとよい．

2．他院で施術，または複数回の埋没を繰り返した症例の場合

他院で行った症例の埋没法を抜糸する機会も少なくない．

金銭的な理由(施術したクリニックの抜糸料金が高い)，転居などにより手術を受けたクリニックが遠くなってしまった，そのほか前クリニックの対応が悪かったなどの心理的な理由などによることが多い．

他院抜糸を行う際に問題となるのが糸の本数と結紮部の位置である．患者が結紮の数を把握しておらず結紮部がいくつあるのか，どこにあるかわからないことがある．大手美容クリニックなどでは再手術の保証がついていることも多い．例えば，初回の手術は経結膜埋没法で，それ以降の再手術は通常の埋没法で行うというものなどである．複数回の施術を抜糸せずに繰り返している場合はどの部位にいくつ結紮部があるのか見当もつかないこともある．筆者の経験では片側で 10 か所以上の結紮部の抜糸を行ったこともある．この際には，時間が長くなってしまい，2 回に分けての埋没糸抜糸が必要であった．

結紮部の数が明らかにわかっている場合は自院抜糸と同じように通常どおりの抜糸を行えばよい．抜糸をすべて完了すれば基本的には重瞼線は数日で消失することが多いが，数がわからない場合，全ての糸を確実に取り除けない場合があることを事前によく説明しておく必要がある．

埋没したクリニックが近ければ，手術を受けたクリニックで抜糸を受けるように勧めるのが賢明であるが，そうすることが難しい状況であれば，何本の糸が入っていて何か所で結紮されているのかを事前に問い合わせてもらうとよい．

3．特殊な埋没法(経結膜埋没法，韓流 6 点など)の抜糸

基本的には手術を行ったクリニックでの抜糸が望ましい．

結膜側で結紮する経結膜埋没法の場合，通常，結膜側に結紮部があるはずであるが，稀に皮膚側まで結紮部が移動していることもある．そのため，局所麻酔を行う前に結紮部の位置を注意深く同定することが重要である．

＜コ　ツ＞

①粘膜面の結紮部を探す際は，デマル鈎を用いて粘膜面を伸展させると透見しやすい．少し粘膜を伸展してみると結紮部付近で dimple ができることもある．

②皮膚表面に結紮部がある場合は二重のライン上に指を滑らすと結紮点を触知しやすい．

基本的には糸の色は青のことが多いので意識して観察する．また結紮部が事前に見つけられない場合でも，皮膚側に糸の道筋が透けて見えることが多いので術前にある程度目星をつけておくとよい．

結紮部が同定できたら，付近に 18 G または 11 番メスで小切開を置き結紮部をしっかり把持した状態で糸を切離，抜去するのが望ましい(結紮部が皮膚側にある場合は皮膚側から，粘膜側にある場合は粘膜側から行う)．

結紮部が同定できない場合は，皮膚表面から糸

を部分的に異物鑷子などで把持し，手繰り寄せるようにしながら結紮部が現れるまでゆっくりと引っ張る．ただし，癒着していることが多いので力を入れると引きちぎれてしまうことも多い．できるだけ愛護的に癒着を剝離することが重要である．全ての糸を抜去せずに切離するだけでも重瞼線を作る働きは解除されるが，その後も二重や抜糸を繰り返した場合に機能している埋没糸と機能していないものとの判別が難しくなってしまうため，できる限りすべての糸抜去することが望ましい．

さいごに

埋没重瞼法の合併症および抜糸の方法について述べた．

抜糸の方法自体はいたってシンプルであり，特に教えてもらう，勉強するという機会は少ない．しかし，埋没法の手術を続けていればいずれ必ず抜糸をする機会に巡り合う．糸さえ見つかれば数分で終わるが，見つからなければ一旦諦めて，後日仕切り直すこともある．

少なくとも自身で行った埋没法の抜糸は自身でできるように，ある程度どの位置に結紮部を持ってくるかなどのパターンを決めておくとよい．

参考文献

1) 市田正成：第2部 基本手技. 3 埋没式重瞼術. スキル美容外科手術アトラス 眼瞼 第2版. 30-40, 文光堂, 2016.

FAX による注文・住所変更届け

改定：2015 年 1 月

毎度ご購読いただきましてありがとうございます．

読者の皆様方に小社の本をより確実にお届けさせていただくために，FAX でのご注文・住所変更届けを受けつけております．この機会に是非ご利用ください．

◇ご利用方法

FAX 専用注文書・住所変更届けは，そのまま切り離して FAX 用紙としてご利用ください．また，注文の場合手続き終了後，ご購入商品と郵便振替用紙を同封してお送りいたします．**代金が 5,000 円をこえる場合，代金引換便とさせて頂きます．**その他，申し込み・変更届けの方法は電話，郵便はがきも同様です．

◇代金引換について

本の代金が 5,000 円をこえる場合，代金引換とさせて頂きます．配達員が商品をお届けした際に，現金またはクレジットカード・デビットカードにて代金を配達員にお支払い下さい(本の代金＋消費税＋送料)．(※年間定期購読と同時に 5,000 円をこえるご注文を頂いた場合は代金引換とはなりません．郵便振替用紙を同封して発送いたします．代金後払いという形になります．送料は定期購読を含むご注文の場合は頂きません)

◇年間定期購読のお申し込みについて

年間定期購読は，1 年分を前金で頂いておりますため，代金引換とはなりません．郵便振替用紙を本と同封または別送いたします．送料無料，また何月号からでもお申込み頂けます．

毎年末，次年度定期購読のご案内をお送りいたしますので，定期購読更新のお手間が非常に少なく済みます．

◇住所変更届けについて

年間購読をお申し込みされております方は，その期間中お届け先が変更します際，必ずご連絡下さいますようよろしくお願い致します．

◇取消，変更について

取消，変更につきましては，お早めに FAX，お電話でお知らせ下さい．

返品は，原則として受けつけておりませんが，返品の場合の郵送料はお客様負担とさせていただきます．その際は必ず小社へご連絡ください．

◇ご送本について

ご送本につきましては，ご注文がありましてから約 1 週間前後とみていただきたいと思います．お急ぎの方は，ご注文の際にその旨をご記入ください．至急送らせていただきます．2〜3 日でお手元に届くように手配いたします．

◇個人情報の利用目的

お客様から収集させていただいた個人情報，ご注文情報は本サービスを提供する目的(本の発送，ご注文内容の確認，問い合わせに対しての回答等)以外には利用することはございません．

その他，ご不明な点は小社までご連絡ください．

株式会社 全日本病院出版会　〒113-0033 東京都文京区本郷 3-16-4-7 F
電話 03(5689)5989　FAX03(5689)8030　郵便振替口座 00160-9-58753

FAX 専用注文書 形成・皮膚 2208　　　年　　月　　日

○印	PEPARS	定価(消費税込み)	冊数
	2022 年 1 月〜12 月定期購読(送料弊社負担)	42,020 円	
	PEPARS No.183 **乳房再建マニュアル** ―根治性，整容性，安全性に必要な治療戦略― 増大号 新刊	5,720 円	
	PEPARS No.171 **眼瞼の手術アトラス―手術の流れが見える―** 増大号	5,720 円	
	バックナンバー(号数と冊数をご記入ください) No.		

○印	Monthly Book Derma.	定価(消費税込み)	冊数
	2022 年 1 月〜12 月定期購読(送料弊社負担)	42,130 円	
	MB Derma. No.320 **エキスパートへの近道！間違いやすい皮膚疾患の見極め** 増刊号	7,700 円	
	MB Derma. No.314 **手元に 1 冊！皮膚科混合薬・併用薬使用ガイド** 増大号	5,500 円	
	バックナンバー(号数と冊数をご記入ください) No.		

○印	癒痕・ケロイド治療ジャーナル		
	バックナンバー(号数と冊数をご記入ください) No.		

○印	書籍	定価(消費税込み)	冊数
	ここからマスター！手外科研修レクチャーブック 新刊	9,900 円	
	足の総合病院・下北沢病院がおくる！ **ポケット判 主訴から引く足のプライマリケアマニュアル** 新刊	6,380 円	
	明日の足診療シリーズⅡ　足の腫瘍性病変・小児疾患の診かた 新刊	9,900 円	
	カラーアトラス 爪の診療実践ガイド 改訂第 2 版	7,920 円	
	イチからはじめる美容医療機器の理論と実践 改訂第 2 版	7,150 円	
	臨床実習で役立つ形成外科診療・救急外来処置ビギナーズマニュアル	7,150 円	
	足爪治療マスター BOOK	6,600 円	
	明日の足診療シリーズⅠ　足の変性疾患・後天性変形の診かた	9,350 円	
	日本美容外科学会会報　Vol. 42　特別号 「美容医療診療指針」	2,750 円	
	図解 こどものあざとできもの―診断力を身につける―	6,160 円	
	美容外科手術―合併症と対策―	22,000 円	
	運動器臨床解剖学―チーム秋田の「メゾ解剖学」基本講座―	5,940 円	
	グラフィック リンパ浮腫診断―医療・看護の現場で役立つケーススタディ―	7,480 円	
	足育学　外来でみるフットケア・フットヘルスウェア	7,700 円	
	ケロイド・肥厚性癒痕 診断・治療指針 2018	4,180 円	
	実践アトラス 美容外科注入治療　改訂第 2 版	9,900 円	
	ここからスタート！眼形成手術の基本手技	8,250 円	
	Non-Surgical 美容医療超実践講座	15,400 円	

お名前　フリガナ　　　　　　　　　　　　　　㊞　　　診療科

ご送付先　〒　　　-

□自宅　　□お勤め先

電話番号　　　　　　　　　　　　　　　　　□自宅
□お勤め先

バックナンバー・書籍合計
5,000 円 以上のご注文
は代金引換発送になります

―お問い合わせ先―
㈱全日本病院出版会営業部
電話 03(5689)5989
FAX 03(5689)8030

年　　月　　日

住 所 変 更 届 け

お名前	フリガナ	
お客様番号		毎回お送りしています封筒のお名前の右上に印字されております8ケタの番号をご記入下さい。

新お届け先	〒　　　　　都道府県

新電話番号	（　　　　　）

変更日付	年　　月　　日より	月号より

旧お届け先	〒

※ 年間購読を注文されております雑誌・書籍名に✓を付けて下さい。
- ☐ Monthly Book Orthopaedics （月刊誌）
- ☐ Monthly Book Derma. （月刊誌）
- ☐ 整形外科最小侵襲手術ジャーナル （季刊誌）
- ☐ Monthly Book Medical Rehabilitation （月刊誌）
- ☐ Monthly Book ENTONI （月刊誌）
- ☐ PEPARS （月刊誌）
- ☐ Monthly Book OCULISTA （月刊誌）

FAX 03-5689-8030

全日本病院出版会行

ここからスタート！
眼形成手術の基本手技

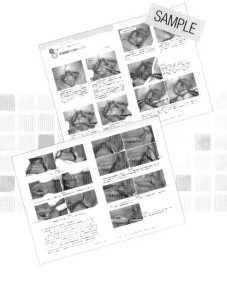

SAMPLE

編集　**鹿嶋友敬**　新前橋かしま眼科形成外科クリニック
　　　　　　　　群馬大学眼科
　　　　　　　　帝京大学眼科

　　　今川幸宏　大阪回生病院眼科
　　　田邉美香　九州大学大学院医学研究院眼科学分野

眼形成手術に必要な器具の使い方、症例に応じた手術デザイン
をはじめ、麻酔、消毒、ドレーピングを含めた術中手技の実際を、
多数の写真やシェーマを用いて気鋭のエキスパートが解説！
これから眼形成手術を学んでいきたい眼科、形成外科、美容外科の
先生方にぜひ手に取っていただきたい１冊です。

B5 判　オールカラー　184 頁
定価（本体価格 7,500 円＋税）
2018 年 1 月発行

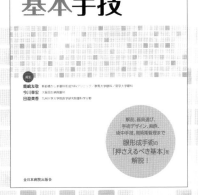

ここからスタート！
眼形成手術の基本手技

鹿嶋友敬　新前橋かしま眼科形成外科クリニック／群馬大学眼科／帝京大学眼科
今川幸宏　大阪回生病院眼科
田邉美香　九州大学大学院医学研究院眼科学分野

解剖、器具選び、
手術デザイン、麻酔、
術中手技、周術期管理まで
眼形成手術の
「押さえるべき基本」を
解説！

全日本病院出版会

CONTENTS

１．眼瞼を知る／２．器具の選び方／３．眼瞼の手術デザイン
／４．麻酔をマスターする／５．消毒のしかた／６．ドレーピ
ング／７．切開のコツ／８．剥離のしかた・組織の見分け方／
９．止血を極める／10．縫合／11．周術期管理／コラム

全日本病院出版会　〒113-0033 東京都文京区本郷 3-16-4　Tel：03-5689-5989
www.zenniti.com　　　　　　　　　　　　　　　　　　　　　Fax：03-5689-8030

PEPARS

2011 年
No. 51 眼瞼の退行性疾患に対する
眼形成外科手術 増大号 好評につき増刷
編集/村上正洋・矢部比呂夫

2013 年
No. 75 ここが知りたい！顔面の Rejuvenation
―患者さんからの希望を中心に― 増大号
編集/新橋 武

2014 年
No. 87 眼瞼の美容外科
手術手技アトラス 増大号 好評につき増刷
編集/野平久仁彦
No. 88 コツがわかる！形成外科の基本手技
―後期臨床研修医・外科系医師のために― 好評につき増刷
編集/上田晃一

2015 年
No. 99 美容外科・抗加齢医療
―基本から最先端まで― 増大号
編集/百束比古
No. 100 皮膚外科のための
皮膚軟部腫瘍診断の基礎 臨時増大号
編集/林 礼人

2016 年
No. 110 シミ・肝斑治療マニュアル 好評につき増刷
編集/山下理絵
No. 111 形成外科領域におけるレーザー・光・
高周波治療 増大号
編集/河野太郎
No. 118 再建外科で初心者がマスターすべき
10 皮弁 好評につき増刷
編集/関堂 充

2017 年
No. 123 実践！よくわかる縫合の基本講座 増大号
編集/菅又 章

2018 年
No. 135 ベーシック＆アドバンス
皮弁テクニック 増大号
編集/田中克己

2019 年
No. 146 爪・たこ・うおのめの診療
編集/菊池 守
No. 147 美容医療の安全管理と
トラブルシューティング 増大号
編集/大慈弥裕之

No. 148 スレッドリフト 私はこうしている
編集/征矢野進一
No. 149 手・指・爪の腫瘍の診断と治療戦略
編集/島田賢一
No. 150 穿通枝皮弁をあやつる！
―SCIP flap を極める編―
編集/成島三長
No. 151 毛の美容外科
編集/武田 啓
No. 152 皮膚悪性腫瘍はこう手術する
―Oncoplastic Surgery の実際―
編集/野村 正・寺師浩人
No. 153 鼻の再建外科
編集/三川信之
No. 154 形成外科におけるエコー活用術
編集/副島一孝
No. 155 熱傷の局所治療マニュアル
編集/仲沢弘明
No. 156 Maxillofacial Surgery
編集/赤松 正

2020 年
No. 157 褥瘡治療のアップデート
編集/石川昌一
No. 158 STEP by STEP の写真と図で理解する
手指の外傷治療
編集/小野真平
No. 159 外科系医師必読！形成外科基本手技 30
―外科系医師と専門医を目指す形成外科医師
のために― 増大号
編集/上田晃一
No. 160 眼瞼下垂手術―整容と機能の両面アプローチ―
編集/清水雄介
No. 161 再建手術の合併症からのリカバリー
編集/梅澤裕己
No. 162 重症下肢虚血治療のアップデート
編集/辻 依子
No. 163 人工真皮・培養表皮 どう使う，どう生かす
編集/森本尚樹
No. 164 むくみ診療の ONE TEAM
―静脈？リンパ？肥満？―
編集/三原 誠・原 尚子
No. 165 瘢痕拘縮はこう治療する！
編集/小川 令
No. 166 形成外科で人工知能(AI)・バーチャル
リアリティ(VR)を活用する！
編集/大浦紀彦・秋元正宇
No. 167 NPWT(陰圧閉鎖療法)を再考する！
編集/榊原俊介
No. 168 実は知らなかった！ 新たに学ぶ頭頸部
再建周術期管理の 10 の盲点
編集/矢野智之

2021 年

No. 169 苦手を克服する手外科
  編集/鳥谷部荘八

No. 170 ボツリヌストキシンはこう使う！
  ―ボツリヌストキシン治療を中心としたコン
  ビネーション治療のコツ―
  編集/古山登隆

No. 171 眼瞼の手術アトラス
  ―手術の流れが見える― 増大号
  編集/小室裕造

No. 172 神経再生医療の最先端
  編集/素輪善弘

No. 173 ケロイド・肥厚性瘢痕治療 update
  編集/清水史明

No. 174 足の再建外科 私のコツ
  編集/林　明照

No. 175 今，肝斑について考える
  編集/宮田成章

No. 176 美容外科の修正手術
  ―修正手術を知り，初回手術に活かす―
  編集/原岡剛一

No. 177 当直医マニュアル
  形成外科医が教える外傷対応
  編集/横田和典

No. 178 レベルアップした再建手術を行うため
  にマスターする遊離皮弁
  編集/鳥山和宏

No. 179 マイクロサージャリーの基礎をマスターする
  編集/多久嶋亮彦

No. 180 顔面骨骨折を知り尽くす
  編集/尾﨑　峰

2022 年

No. 181 まずはここから！四肢のしこり診療ガイド
  編集/土肥輝之

No. 182 遊離皮弁をきれいに仕上げる―私の工夫―
  編集/櫻庭　実

No. 183 乳房再建マニュアル 増大号
  ―根治性，整容性，安全性に必要な治療戦略―
  編集/佐武利彦

No. 184 局所皮弁デザイン―達人の思慮の技―
  編集/楠本健司

No. 185 ＜美容外科道場シリーズ＞要望別にみる
  鼻の美容外科の手術戦略
  編集/中北信昭

No. 186 唇口蓋裂治療―長期的経過を見据えた初回
  手術とプランニング―
  編集/彦坂　信

No. 187 皮膚科ラーニング！ STEP UP 形成外
  科診療
  編集/土佐眞美子・安齋眞一

No. 188 患者に寄り添うリンパ浮腫診療―診断と
  治療―
  編集/前川二郎

各号定価 3,300 円(本体 3,000 円＋税)．ただし，増大号：No. 14, 51, 75, 87, 99, 100, 111 は定価 5,500 円(本体 5,000 円＋税)，No. 123, 135, 147, 159, 171, 183 は定価 5,720 円(本体 5,200 円＋税)．
在庫僅少品もございます．品切の際はご容赦ください．
(2022 年 8 月現在)

掲載されていないバックナンバーにつきましては，弊社ホームページ(www.zenniti.com)をご覧下さい．

click

全日本病院出版会 　　　　　検索

全日本病院出版会 公式 twitter !!

弊社の書籍・雑誌の新刊情報，または好評書のご案内を中心に，タイムリーな情報を発信いたします．
全日本病院出版会公式アカウント **@zenniti_info** を是非ご覧下さい!!

2023 年　年間購読　受付中！

年間購読料　44,220 円(消費税込)(送料弊社負担)

(通常号 11 冊，増大号 1 冊，臨時増大号：合計 12 冊)

★おかげさまで 2023 年 8 月に 200 号を迎えます★
2023 年 8 月号は臨時増大号（定価 5,500 円）として発行いたします！

こんなマニュアルが欲しかった！
形成外科基本マニュアル1

No.190（2022年10月号）

編集／大阪医科薬科大学教授　　　　　上田　晃一

顔面骨骨折—三大骨折治療の提要—
………………………………久徳　茂雄ほか
手指の外傷の損傷評価マニュアル
　—軽いケガでも常に評価の徹底を—
………………………………小曽根　英ほか
熱傷………………………………荒木祐太郎ほか
創傷の保存的治療法と最近の治療材料
………………………………安田　　浩
褥瘡治療の基本マニュアル………安倍　吉郎
重症下肢虚血（CLTI）……………辻　　依子ほか
ケロイド・肥厚性瘢痕…………清水　史明
陰圧閉鎖療法……………………赤松　順ほか
抗生剤・抗菌薬…………………西村　礼司

（特集の内容は変更されることがあります．ご了承下さい．）

No.189　編集企画：
　百澤　明　山梨大学特任教授

PEPARS　No.189

2022年9月15日発行（毎月1回15日発行）
定価は表紙に表示してあります．
Printed in Japan

発行者　　末　定　広　光
発行所　　株式会社　全日本病院出版会
〒113-0033 東京都文京区本郷3丁目16番4号
電話（03）5689-5989　Fax（03）5689-8030
郵便振替口座 00160-9-58753

印刷・製本　三報社印刷株式会社　　　　電話（03）3637-0005
広告取扱店　㈱日本医学広告社　　　　電話（03）5226-2791

Ⓒ ZEN・NIHONBYOIN・SHUPPANKAI, 2022